酒好き医師が教える
最高の飲み方

葉石かおり

JN049604

nbb
日経ビジネス人文庫

はじめに

「適量のお酒を飲んでいる人は長生き」

かねてこう言われていることもあってか、酒好きの多くは健康に対して〝自信過剰〟だ。もちろん、私もである。

健康診断の結果がさして怖くなかった若いころはそれでもいい。だが年齢を重ねると、γ－GTPをはじめ、中性脂肪や尿酸値など、あらゆる数値が気になりだす。

それでも自ら酒をやめることはまずない。

「こんな風に飲んでいて大丈夫かな？」とどこか不安を抱えながらも、街にあかりが灯り始めると、「さあー、今日も一杯いってみよー」と酒場にくりだす。

酒はおいしいし、楽しい。でも健康不安を抱えながら、このペースで飲み続けていていいのだろうか？

そんな不安を抱えて飲んでいたアラフィフの私が、「お酒と健康」をテーマにした本を出すことになった。正直、医療分野に長けているわけではない。だが酒好きの気持ちは誰よりも良く熟知している。そうだ、酒好きを代表して、酒飲みの素直な疑問や不安を医師や専門家にぶつけてみようではないか。本書はそんな思いをもって書いた。

酒好きの多くは「どうせ医者は、適量を飲め、としか言わない」と思っているかもしれない。いや、確かにそうなのだが、話をうかがった医師や専門家は、自身も酒好きという方がほとんどだった。つまり我々の気持ちが良く分かる方々なのである。だからこそ、自分の経験談を交えながら、どうすれば酒をやめることなく、長く健康でいられるかを教えてくれた。

取材を進める中であらためて感じたのは、「酒は飲み方によっては毒にもなり、薬ともなる」ということだ。

第3章の『「酒は百薬の長」はあくまで〝条件付き〟』という頁で詳しく説明しているが、「適量のお酒を飲んでいる人は長生き」というのは、誰にでも当てはまるものではない。そのため、「この飲み方をすれば健康になる」という短絡的な内容にはせず、酒の「毒」となる部分もストレートに書くように心がけた。その人の体質や持病によっては、酒がさらなる病気のトリガーとなってしまうこともあるのだ。人によっては、本書を読むことで酒を飲むのが怖くなってしまうかもしれない。

私自身は、取材を進めるうちに飲み方が変わった。自宅で晩酌するのが当たり前だったが、会食が多い週は自宅飲みをやめる。休肝日を増やす。朝晩、体重計に乗るのを日課にする。つまり、健康を気遣って酒を飲むようになったのである。

相変わらず外飲みは、ほぼ毎回のように「適量」を超えてしまうが、それでもこうしたケアによって、体重は3キロ減り、体脂肪は5％減った（ダイエットは現在も継続中）。オーバーしていた中性脂肪も基準値におさまった。

朝の目覚めも良く、むくみもなくなり、以前よりもすこぶる体調も肌の調子もいい。数値に結果が出たことで、「やはり医師のアドバイスは間違いない」と実感している。もし以前のようにダラダラと飲み続けていたら、酒に関わる仕事すらできなくなっていたかもしれない。

酒好きの左党の皆さん、だまされたと思って、本書に書かれている飲み方をぜひとも実践してみてください。

そりゃあ「適量」を守るのに越したことはないが、そう簡単ではないことも私はよく知っている。なので、かたく考えず、たまにやらかしたっていいくらいの気持ちで実践すればいい。適量を「死守」するのではなく、適量を「意識」するだけでもカラダは変わってくる。

継続しているうち、「あれ、最近調子いいな」と思ったらしめたもの。自分にとっての適量、翌日に残らない飲み方をカラダが自然と覚えてくれたということだ。

また本書には、「水はすぐお腹いっぱいになるのに、どうしてビールはたくさん飲めるのか?」、「記憶がないのになぜ家に帰ることができるのか?」といった疑問についても解明している。こうした話題は酒の席の話題にもなり、盛り上がることうけあいだ。ぜひコミュニケーションツールとしても使ってほしい。

「酒は飲むものではなく、味わうもの」

これは『獺祭』でおなじみの山口県の旭酒造の会長の名言である。ただ飲んで酔っ払うのではなく、おいしい料理といい仲間とともに、一生涯飲み続けるためにも、本書で健康を害することがないメソッドを身につけてもらえれば幸いである。

酒ジャーナリスト　葉石かおり

酒好き医師が教える最高の飲み方　目次

第7章　絶対NG！〝危険な〟飲み方……251

第1章

飲む人全員に知ってもらいたい〝正しい〟飲み方

意外!? 悪酔い対策はつまみに「油もの」を食べる

答える人：松嶋成志さん
東海大学医学部

「本物の**左党**（酒飲み）は塩を肴《さかな》に酒を飲む」

昔からこんなことが言われているが、「確かに」と思うことが多々ある。

酒豪の多くは酒を飲み始めると箸が止まる。実際、私もその口で、酒が進むにつれ、「悪酔いする」と分かっていながらも、つい飲むことに夢中になり、食べる量が激減してしまう。

しかし、肴をほとんど食べない〝酒主体の宴〟の翌日は、予想通り吐き気をともなった**激しい二日酔い**にみまわれることがほとんどだ。

反対にきちんと食べて飲んだときは二日酔いになることはまずなく、体調も万全。「塩が肴」というと、渋くてカッコイイ気もするが、実体験から考えてもカラダにいいことは何もなさそうだ。実際、空きっ腹でお酒を飲んで、痛い目に遭った読者の方も少なからずいると思う。

では、悪酔いしないためには、何を食べればいいのだろうか。さらに、どのタイミングで食べればいいのか？

何か食べたほうがいいのは分かるが、具体的にはよく分からない。**牛乳**を事前に飲むという人もいるが、本当に効果があるのだろうか。

胃や腸などの消化器系のメカニズムに詳しい東海大学医学部教授の**松嶋成志**さんに話を聞いた。

カギはアルコールの血中濃度

どんな食べ物を事前に、もしくは飲み会の最初に食べると酔いにくくなるかは、「お酒に強くない人」にとっても重要だ。私の知人に「お酒は好きだけど弱いんです。だから飲み会の前には牛乳やサプリは欠かせません」という人がいる。また、人に合わせようとする日本人は、**宴会などで無理をしてお酒を飲もうとする人が少なくない**のだ。

「二日酔い、悪酔いを防ぐのに、気をつけなくてはならないのは、**アルコールの血中濃度**

アルコール血中濃度と酔いの状態

	アルコール血中濃度	酒量	酔いの状態
爽快期	0.02～0.04%	・ビール中瓶（～1本） ・日本酒（～1合）	・さわやかな気分になる ・皮膚が赤くなる ・陽気になる
ほろ酔い期	0.05～0.10%	・ビール中瓶（1～2本） ・日本酒（1～2合）	・ほろ酔い気分になる ・理性が失われる ・体温が上がる
酩酊初期	0.11～0.15%	・ビール中瓶（3本） ・日本酒（3合）	・気が大きくなる ・大声でがなりたてる ・立てばふらつく
酩酊期	0.16～0.30%	・ビール中瓶（4～6本） ・日本酒（4～6合）	・千鳥足になる ・何度も同じことをしゃべる ・吐き気・おう吐が起こる
泥酔期	0.31～0.40%	・ビール中瓶（7～10本） ・日本酒（7合～1升）	・まともに立てない ・意識がはっきりしない ・言語がめちゃめちゃになる
昏睡期	0.41～0.50%	・ビール中瓶（10本超） ・日本酒（1升超）	・ゆり動かしても起きない ・大小便はたれ流しになる ・死亡

出典：アルコール健康医学協会「飲酒の基礎知識」

を急激にアップさせないことです。血中濃度が高くなることは、酔いが回るということ。悪酔いの原因です。お酒に強くない人なら、気持ち悪くなったりフラフラしたりします。さらに、血中濃度が高くなってくると、嘔吐《おうと》したり、まともに立てなくなったりします」と松嶋さんは話す。

では、どうすればアルコールの血中濃度の上昇をゆるやかにできるのか。

「アルコールを飲んで、カラダの中でまず吸収されるのは胃です。といってもアルコール全体の吸収に占める割合はわずか5％程度にすぎず、**残りの95％は小腸で吸収されます。**小腸の内壁には**腸絨毛**《ちょうじゅうもう》と呼ばれる突起があり、大人1人当たり数百万から数千万存在しています。これらの表面積を計算すると、平均的な体形の成人男性の場合、テニスコート一面とほぼ同じとも言われています。胃より表面積が大きな小腸のほうが吸収量が多く、吸収速度が速いわけです。

アルコールが腸に送られれば一気に吸収されます。ですから、いかに胃でのアルコール滞留時間を長くし、小腸へ送る時間を遅くするかが、アルコールの血中濃度を上げない（＝酔いを遅くする）カギになるのです」

なるほど、できるだけ胃の中に入った内容物を胃にとどめ、小腸に行く時間を遅らせればいいわけだ。実際、松嶋さんによると、胃の中での滞留時間は、食べ物によって変わるという。

「胃での滞留時間」とは、「その食べ物を胃で消化して、胃から排出されるまでにどのくらいの時間がかかるか」ということ。では、できるだけ長く滞留する食べ物とは、具体的にどんなものだろうか。

飲み会では〝油を使ったもの〟を先に食べる

「それは油です。油分は胃での吸収時間がとても長い。消化管ホルモンの一種であるCCK（コレシストキニン）などが働き、胃の出口となる幽門を閉め、胃の中を撹拌する働きがあるのです」（123ページの図も参照）

何と油とは！　確かに、油は胃にもたれそうだし、胃の中での滞留時間が長くなりそうではある。

胃の滞留時間は、食べ物によってかなり異なる。例えば、米飯（100グラム）は2時間15分で消化するのに対し、ビーフステーキ（100グラム）は比較的長く、3時間15分程度かかる。油は最も長く滞留し、バター（50グラム）は12時間もかかる。こうしたデータを見ても、いかに油が長時間胃に留まるかが理解できる。

とはいえ、いくらアルコールの吸収を遅らせるといっても、「油を最初にとるのは、ちょっと……」と思う人も多いだろう。

「血中アルコール濃度を上げないという観点では、油分を先にとることが理にかなっています。ただし、油といってももちろんそのままではなく、**刺身にオリーブオイルをかけた魚介類のカルパッチョ、マヨネーズを使ったポテトサラダ**など油を使った前菜向けの料理は多くあります。こういった油を使った料理を最初に食べるといいでしょう。

最初に食べるともたれそうですが、**唐揚げ、フライドポテト**なども効果が期待できます（食べ過ぎに注意）。お酒と混じり合って半固形になるような食べ物だと、より腸に送られにくくなります。胃や腸にとってアルコール吸収が不利となる状況を、いかにおつまみで作るかがアルコール血中濃度を上げないポイントとなります」

いきなり油を使った料理はきついという人には、乳脂肪分を含む**チーズ**を食べるという方法もあるという。

「牛乳」「キャベツ」も効果アリ

では、「お酒を飲む前に牛乳を飲む」という方法は効果があるのだろうか。

「牛乳には**4%弱ほどの脂肪分**が含まれていますから、多少なりとも効果は期待できます。また、牛乳にはたんぱく質が多く含まれているので、胃粘膜の保護効果は期待できます。少量では胃全体に膜を張るまではいきませんが、ある程度の効果はあるでしょう」という。

松嶋さんによると、「油に加え、宴会の最初のうちにとっておきたいのがキャベツなど、**ビタミンU**を多く含む食品」だという。これらは果たして、どんな効能があるのだろうか？

「キャベツに含まれるビタミンU（キャベジン）は、胃の粘膜表層の**ムチン**を増やす働きがあります。ムチンとは粘膜から分泌される粘液の主成分で、粘膜を保護したり、細菌の侵入を防御する役目を担っています。ムチンの層が厚くなると、粘膜保護効果が高まり、アルコールによる刺激から胃を守ってくれるわけです。わずかかもしれませんが、アルコールの吸収速度を遅らせてくれる効果もあるでしょう。ラットの実験では、ビタミンUの効果は食べてから1時間後くらいから現れるという結果が出ています」

そういえば、焼き鳥や、串揚げのお店で味噌やマヨネーズと一緒に、生のキャベツがお通しで出てくることがあるが、これはまさに「理に適っている」ということになる。余談だが、ビタミンU（キャベジン）は正式にビタミン類に分類されている成分ではない。とはいえ、胃腸薬の名前にもなっているように、胃の健康維持に役立つことは既に知られた事実。ただし**キャベツを食べるときはなるべく生に近い状態が望ましい。**なぜならばビタミンUは水溶性で熱に弱いからだ。

ビタミンUは、キャベツ以外にも、ブロッコリーやアスパラガスなどにも豊富に含まれているので、これらをとってもいいだろう。このほか、松嶋さんは、豆、山芋、オクラといったネバネバ系の食材もお勧めだと話す。

悪酔い予防にはタウリンやセサミンを

ここまでの話で、酔いを遅くする（＝血中アルコール濃度を急激に上げない）ための食べ物はわかった。では、酒席で杯が進んだ後、血中アルコール濃度をできるだけ早く下げ、悪酔いや二日酔いにつながらないようにするために、何かできることはないのだろうか。

それは「**アルコールの分解に必要な代謝物を補う**」ことだと松嶋さんはいう。

「お酒を飲んで既に上昇してしまったアルコール血中濃度は、すぐには下がりません。しかし、肝臓での**代謝**を助ける成分は摂取したほうがいいでしょう。例えば、タコやイカに含まれる**タウリン**、ひまわりの種や大豆などに含まれる**L－システイン**、ごまなどに含まれる**セサミン**などです。

もちろん、**水分の摂取も必須です**。アルコールの利尿作用によって尿量が増えて脱水症状に陥りやすいため、それを防ぐためにも水分は飲んだ後に限らず、お酒を飲んでいる最中も飲むようにしましょう。飲んだ後は、体内の水分維持効果がある**電解質**が含まれる飲料が効果的です」

食前、食中、食後と、シーンによって、食べ物（つまみ）を一考することによって、「もうしばらく酒を飲みたくない」と後悔するまでの二日酔いは自分自身で防ぐことができる。

しかしながら、個々人のアルコールの分解能力は限界があり、それを超えればどんなにつまみ選びに気をつけても必ず二日酔いになる。飲み過ぎにはくれぐれも注意したい。

つらい二日酔いを回避する方法

答える人：浅部伸一さん
肝臓専門医

二日酔いにならない大前提は、飲み過ぎないこと。頭では理解していても、酔いも手伝ってか、「つい忘れてしまう」という方は多いはずだ。何とかしてあのつらい二日酔いを回避したい。引き続き、自分でできる予防策について考えてみよう。

「二日酔いの原因は基本的に、**体の処理能力を超えるアルコールを飲んだということ。**そうならないためには自身の適量を知っておくことが大切です」

こう話すのは、肝臓専門医で、自治医科大学附属さいたま医療センター非常勤講師の**浅部伸一**さんだ。

ちなみに二日酔いとは酒を飲んだ翌日に、体内に残っているアルコールやアルコール代謝物が原因で体調不良を起こすこと。その症状は頭痛や吐き気など、多岐にわたる。

チャンポンのリスクは酒量が分からなくなること

「特にチャンポン（いくつもの種類の酒を飲むこと）は危険です。アルコール度数が異なる酒をあれこれ飲んでしまうと、**自身が飲んだアルコールの総量が分からなくなってしまう可能性があるからです**」

例えば最初はビールでも、酒席が興に入ると次は日本酒、締めは本格焼酎かウイスキーのロックとなりがちだが、これはもう最悪のパターン。既に日本酒の段階でかなりのアルコール量を摂取しているのに、アルコール度数が40度以上もあるウイスキーを飲めば、個人差はあるにしろ、肝臓でのアルコールの処理能力はまず追いつかない。今でこそだいぶ少なくなったが、「かつて歓送迎会などで横行した一気飲みに至っては論外」と浅部さんはいう。

「一気飲みは短時間に、その人のアルコール処理能力を超えた量を飲んでしまう可能性があります。肝臓におけるアルコールの処理が間に合わず、体内にアルコールやアルデヒド（アルコールが代謝される際にできる物質）が蓄積することで、**こん睡状態になったり、場合によっては死に至る危険性もあります**」

そこまでいくと二日酔いどころではない。では、肝臓でのアルコール処理にはどのくら

純アルコール量を求める計算式

アルコール度数
÷100×飲んだ量（mL）
×0.8（エタノールの比重）
＝純アルコール量（エタノール量）

複数の種類の酒を飲んでいる場合は、それぞれを合計すれば概算できる。

いの時間がかかるのだろうか。

その時間を割り出すのにまず必要なのが「**純アルコール量**」である。純アルコール量とは酒に含まれるエタノールの量を指し、「アルコール度数÷100×飲んだ量（ミリリットル）×0・8（エタノールの比重）」で求めることができる。

一方、1時間で分解できる純アルコール量は、「体重×0・1」といわれている。体重に肝臓の大きさが比例すると考えられているためで、**体重50キロの人が1時間に処理できるのは純アルコール5グラムとなる。**酒類に換算すると、ビール中瓶の約4分の1本、ウイスキーならダブル約4分の1杯とかなり少ない。だからこそ、自分の適正な飲酒量を知っておくことがセルフケアの第一歩なのだ。

飲む前に胃の中に何か入れておく

「空腹時にいきなり酒を飲むと、胃腸からのアルコール吸収が早くなるため、二日酔いになるリスクが増します。そうならないためにも、酒を飲む前に何かを食べておくといいでしょう。胃に少しでも食べ物が入っていれば、アルコールの吸収速度が緩やかになり、二日酔いを防ぐことができます」

浅部さんによると、事前に食べておくと良い食材の代表格は**チーズ**だ。チーズに多く含まれるたんぱく質と脂質は消化吸収されにくく、胃に長時間留まるため、アルコールの吸収を緩やかにしてくれる。

また「固形物を胃に入れておくことで満腹感が得られるため、飲むペースが抑えられるという効果も期待できます」という。酒好きにとって、空きっ腹にビールを流し込む瞬間はたまらない至福のときとも言えるが、二日酔いになりたくなければ〝**飲む前に食べる**〟ことを習慣化したい。

たんぱく質が豊富で胃を守るのが「納豆」

飲んでいる最中に気をつけたいのがおつまみの選び方だ。普段は旬のものや店のお勧めなどを選びがちだが、それらに含まれる成分に注目して選ぶだけで二日酔いはだいぶ軽減される。浅部さんによると、積極的にとるとよい食物は、たんぱく質とビタミンB_1、食物繊維の3つだという。

たんぱく質

たんぱく質は体内に入ると最終的に小腸でアミノ酸に分解・吸収され、肝臓へと運ばれる。アミノ酸は肝臓の解毒作用、アルコール代謝を促進するなど、肝機能を向上させる効果がある。**豚肉**、**牛肉**、**鶏肉**といった動物性たんぱく質で摂取するのもよいが、カロリーや脂質が気になる人は**大豆**をはじめとする植物性たんぱく質を選びたい。中でも浅部さんのイチオシは**納豆**だ。

「納豆はたんぱく質が豊富なのはもちろん、**特有のネバネバ成分が胃粘膜を保護する**ので、飲み過ぎた翌日に起こりやすい胃の不快感を緩和してくれます」

ビタミンB_1

アルコールや糖質を体に残さないために欠かせないのが2つ目のビタミンB群。とりわけB_1が果たす役割が大きい。

「**アルコールが分解されるときに大量に消費されるのがビタミンB_1。**ビタミンB_1は糖質の代謝を助け、エネルギーを作り出すのに欠かせない栄養素です。アルコールの大量摂取によりビタミンB_1が不足がちになると、翌日の疲労感が増します。飲んでいる最中はもちろん、飲んだ後も意識して摂取したい成分です」

ビタミンB_1を多く含む食品は**豚肉、うなぎ、たらこ**などが該当する。さらにその吸収を高めるには、ニンニクや玉ねぎの香りや辛みの主成分である**アリシン**を一緒にとると効果的といわれている。

食物繊維

そして忘れてはならないのが食物繊維だ。「食物繊維は消化されることなく、大腸まで届く食品成分です。チーズ同様、胃腸に長く留まるため、アルコールの吸収を緩やかにしてくれます」と浅部さん。1杯目を口にする前に**お浸し**や**サラダ**を軽く食べておくのも効果的だ。

食物繊維を多く含むおつまみは、**きんぴら**、**切り干し大根**といった昔ながらの〝おふくろの味〟。こうした素朴な一品を意識的に食べるように心がけたい。

飲んでいる間はこまめな水分補給を

これまで紹介したケアに加え、浅部さんは「**常に水を飲んでほしい**」と話す。

「水を飲むことで胃腸内のアルコール濃度を薄める効果があります。飲酒後はアルコールの利尿作用によって脱水になりやすいので、それを防ぐためにも飲んでいる最中から水を飲むようにするといいでしょう」

例えば、日本酒造組合中央会は、日本酒を飲む際に水を飲むことを推奨している。それによると「**摂取する水は酒と同量程度**」が理想。酒好きの中には「ビールがチェーサー」というつわものもいるが、アルコール×アルコールでは脱水症状が促進される一方だ。

ここまでさまざまな二日酔い予防策を述べてきたが、こうすれば必ず二日酔いにならない、ということではない。

「たんぱく質、脂質、食物繊維、ビタミンなどをバランスよく含んだおつまみを食べながら、特に最初はゆっくりと、以後は**その日の体調と相談しながら**酒量を決めていくことが二日酔い防止につながります」と浅部さん。

「食べながら飲む」は、基本的なことなのに、いざ酒を飲みだすと箸が止まってしまう方も少なくない。酒は単に〝飲む〟のではなく、おいしい料理とともに〝味わう〟もの。このことを頭の片隅に置いて飲むだけでも、二日酔いになるリスクはかなり減るはずだ。

生活習慣病の改善に日本酒が効く!?

答える人：滝澤行雄さん
秋田大学名誉教授

今、まさに空前の「日本酒ブーム」が訪れている。国内はもちろん、海外での人気も上々。人気の波に乗って、日本から海外へ進出し、現地で酒造りを行う酒蔵も少しずつ増えつつある。

「新政」（秋田）「十四代」（山形）などの有名銘柄に至っては、なかなか購入できないものもある。最近は、週末には各地で日本酒イベントが行われるほどの過熱ぶりだ。

私は長年、酒のイベントを主催・運営したりしているが、盛り上がり方は数年前の非ではない。女性の愛飲家も増え、今年の「酒－1グランプリ」に至っては、女性客が半数を超えていた。

今や時代をけん引するのは女性。日本酒はこれからますます伸びていくことが予想される。

だが、日本酒を飲むことの健康面への影響はというと、少し雲行きが怪しくなる。実際、日本酒は悪者にされてしまうことが多々ある。

「**日本酒は糖質が多い**から、糖尿病や高血圧の人は本格焼酎を飲んだほうがいい」と信じている人が多いのではないだろうか。なかには「医師から指示された」という人も……。巷ではこんな噂がまことしやかに流れており、日々、日本酒を飲んでいる私としては不安になる。何より愛する日本酒が悪者にされてしまうのは胸が痛んで仕方ない。

果たして、日本酒は健康にいいのか、悪いのか……。今回はこれを確かめるべく秋田大学名誉教授で日本酒をこよなく愛する**滝澤行雄**さんに話を伺った。滝澤さんは、長年日本酒と健康について研究しており、『1日2合日本酒いきいき健康法』(柏書房)などの著書も多く手掛けている。

滝澤さんにお会いして、まず驚いたのは、その肌の美しさ。御年84歳になる肌は、ツヤツヤで、老人性色素斑がないのだ。縦に刻むような深いシワもなく、手や腕の内側も張りがあり、見惚れてしまうほど。「毎日1・5~2合の日本酒を飲む」という滝澤さん(1合=180ミリリットル)。これはやはり日本酒の美肌効果だろう。日本酒、恐るべし……。

日本酒パワーの秘密は豊富なアミノ酸

では日本酒の健康効果についてはどうなのだろう？　単刀直入に聞いてみた。

すると、「日本酒には栄養価に富む微量成分が多く含まれています。これらには抗酸化作用や血液凝固抑制作用、抗がん作用を示す活性物質が存在し、生活習慣病を予防してくれます。毎日〝適量〟を飲むことは健康面にいい影響を及ぼします」と心強い回答をいただけた。

「日本酒にはアミノ酸、有機酸、ビタミンなど、120種類以上の栄養成分があります。なかでも**アミノ酸の含有量は他の酒類に比べダントツ1位**で、このアミノ酸こそが本格焼酎やウイスキーをはじめとする蒸留酒にはない、日本酒の健康効果の鍵を握っているのです」

〝命の源〟とも言われるアミノ酸。日本酒には体で生成することができない必須アミノ酸であるリジン、トリプトファン、ロイシン、イソロイシンの他、運動時のエネルギー源になるアラニン、内分泌・循環器系機能の調整や成長ホルモン分泌の刺激をするアルギニン、免疫機能の維持や消化管の保持をするグルタミン酸など、さまざまなアミノ酸がバランス良く含まれている。なかでも注目すべきは**アミノ酸が2つ以上結合したペプチド**の量で、醸造アルコールを添加しない純米酒に一番多く含まれている（次ページ表）。

「糖尿病だから日本酒はダメ」は過去のもの

「日本酒から発見された活性ペプチドは、糖尿病患者のインスリンの感受性を改善し、高血圧や動脈硬化といった心疾患のリスクを軽減させます。**『糖尿病だから日本酒は避ける』という考えはもはや過去のものです。**今や糖尿病学会においても、血糖コントロールが良好、合併症がない状態であれば、1日約1合（純アルコール換算で20グラム）の日本酒の摂取を許可しています」

滝澤さんによると、「ペプチド以外にも、日本酒に含まれるアルギニンも糖尿病への効果が期待できると考えられる」という。〝国民病〟とも言われる糖尿病は、インスリン作用の不足によって血糖値が上がり、高血糖の状態が続く疾患だ。厳しい食事制限があり、特に糖質の多い日本酒は「悪」とされていたのに、「日本酒は避ける」という考えは過去のものになっていたとは！

これは初耳の人も多いのではないだろうか。

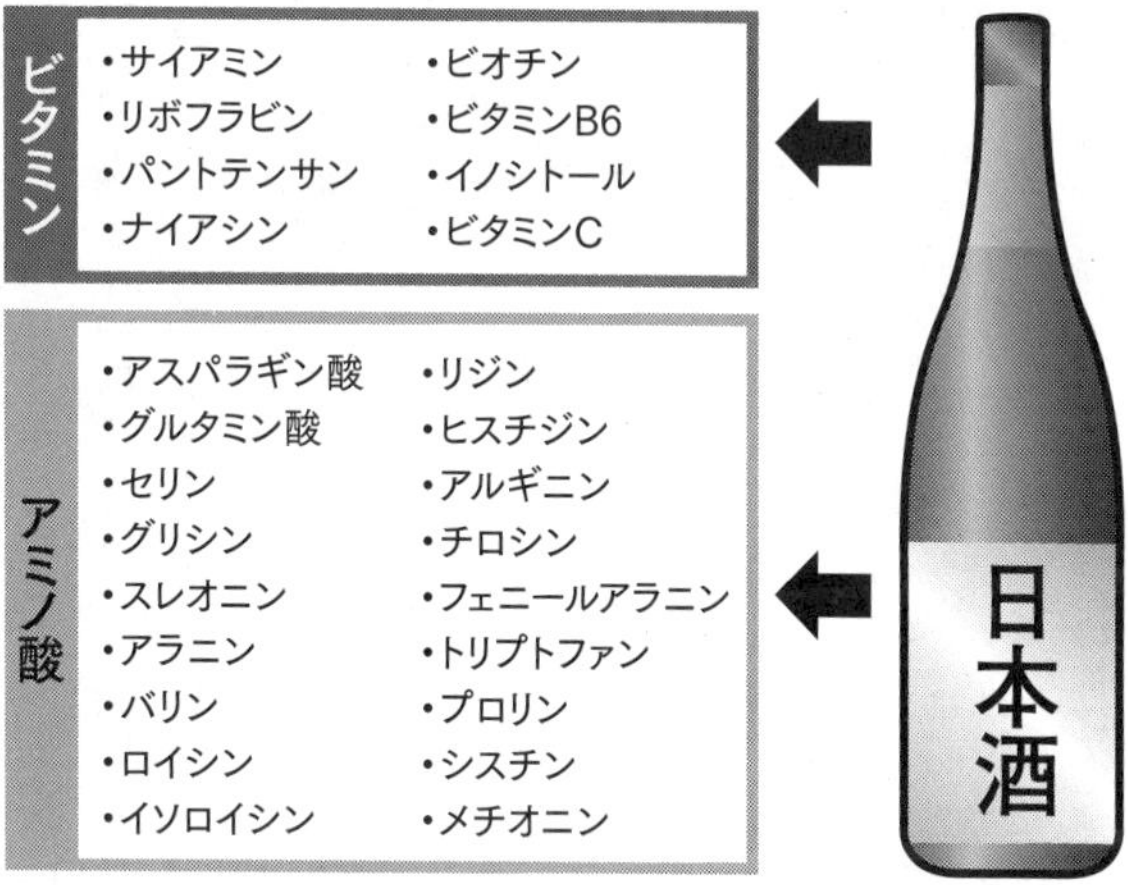

日本酒にはアミノ酸が豊富に含まれる。アミノ酸の含有量は他の酒類に比べて非常に多く、これが日本酒の健康効果を生み出している

清酒中のペプチド含有量

	ペプチドの含有量（mg/L）
純米酒	6.89
本醸造酒	6.12
一般酒	5.68

（北本勝彦ら、1982）

量は制限されているものの、これまで日本酒を我慢してきた糖尿病患者にとっては朗報である。また、ありがたいことに日本酒のアミノ酸は、「糖尿病をはじめとする**生活習慣病全般に効果が期待できる**」と滝澤さんは話す。

「グルタミン酸、システイン、グリシンから成るトリペプチド（グルタオチン）は、抗酸化作用があり、動脈硬化を起こした血管中に蓄積した悪玉コレステロールを除去し、**狭心症や心筋梗塞といった虚血性心疾患を予防する効果**があります。コホート研究においても既に結果が出ていますが、糖尿病しかり、適正量の飲酒であれば、生活習慣病を予防することが期待できるのです」

日本酒は、学習、記憶能力の改善にも効果

適量さえ守れば、まさに「百薬の長」となる日本酒。さらには加齢に伴うさまざまな症状にも、その効果が期待できる。まず挙がるのは老化、老人性認知症についてまわる記憶障害である。

「ヒトの学習機能は、バソプレッシン（バソプレシン）という大脳にあるホルモンの神経伝達によって行われます。この神経伝達物質が正常に働かなくなると記憶障害が起こって

くるのです。これが**老人性認知症**の発症に関係しているのではないかと考えられています。日本酒から発見されたペプチド（プロリン特異性酵素）は脳に広く存在しており、バソプレッシンなどを調整し、学習、記憶能力を改善させることが分かっています」

日本酒から発見された3種のペプチドは欧米でも話題になっているという。

西日本の方が肝硬変、肝がんが多い

滝澤さんは、肝硬変や肝がんと飲酒の関係について、興味深い研究結果を発表している。一般に、肝硬変や肝がんは酒を多く飲む人に多いと思われているが、肝硬変や肝がんによる死亡率を地域別に表示すると、**西日本で高く、東日本で低い**という傾向が戦後一貫して見られるという（西日本で肝硬変、肝がんが多い理由としては、西日本でC型肝炎の罹患率が高いことも指摘されている）。

次ページの図は1969～1983年にわたって行った追跡調査から示された「肝硬変の性別都道府県別標準化死亡比」の分布図だ。肝がんについての分布図でも同様の傾向が見られる。よく飲まれている酒の種類は、西日本では本格焼酎が多く、東日本は日本酒が多い。滝澤さんは、**「西日本では男女とも焼酎の消費量が多く、東日本では清酒の消費量**

都道府県別の肝硬変の死亡率（標準化死亡比）

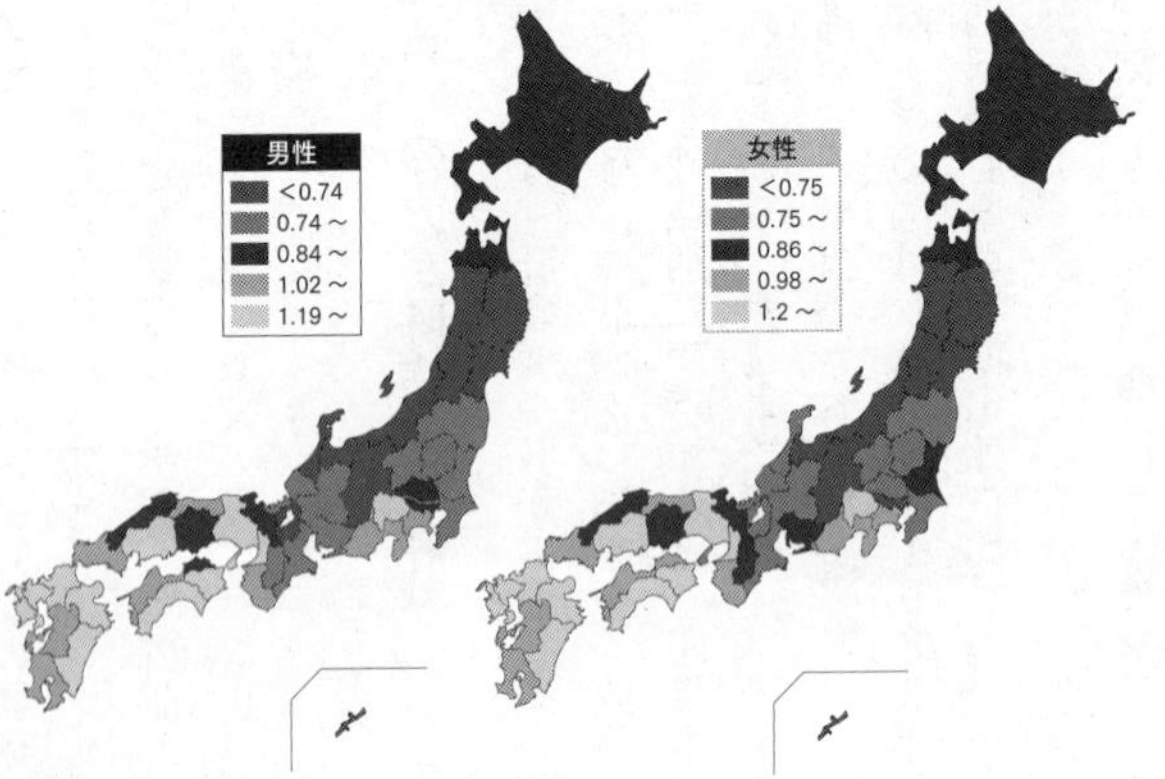

標準化死亡比は、年齢構成比の異なる集団と比較するための指標。数値が大きいほど死亡率が高い（滝澤ら、1984）

が多いという地域差が戦後一貫して見られています。他の要素も考えられますが、この違いが要因の一つになっている可能性があると考えられます」

日本酒ががん細胞の増殖を抑制

滝澤さんは、日本酒に含まれる微量成分の中に、がん細胞の増殖を抑制する効果がある**ことも実験的に確かめている。**実験では秋田県の純米酒（加熱処理を行っていない生酒を使用）を、ヒトの膀胱がん、前立腺がん、子宮がんの各細胞に加え、24時間培養し、がん細胞の変化を観察した。すると64倍に薄めた日本酒ではがん細胞を90％以上、128倍に薄めた日本酒では50％以上の細胞が死亡または壊死するという結果が得られた。

「同じ実験をウイスキーやブランデーなどの蒸留酒で行ったところ、日本酒と同様の効果は見られませんでした。蒸留酒と醸造酒である日本酒との大きな違いはアミノ酸の有無です。日本酒に含まれる低分子量のアミノ酸による効果と考えられます。また、清酒中に含まれるグルコサミンに抗がん性を示すナチュラルキラー細胞の活性を高めることも分かっています」

1日当たりの適量は？

がん、認知症、糖尿病……現代人を悩ますさまざまな病気への効果が期待できる。日本酒を愛飲していれば健康で楽しい老後を送れそうだ。

しかし、「ただ飲めばいいというものではありません。肝心なのは飲む『量』です。飲み過ぎてはいけません」と滝澤さんは釘をさす。

では、どのくらいがベストなのだろうか。

「健康づくりの要諦は、**日本酒1日1～2合**です。私の場合は休肝日を設ける必要はありません、1週間の総量が1日当たり2合程度に収まればいいでしょう。なお、日本アルコール健康医学協会でも、飲酒全般の適性酒量を2合としています」

滝澤さん自身も休肝日はなく、毎晩、純米酒を1～2合程度楽しんでいるという。また**「食べながら飲み」**、かつ**「ほろ酔い程度で盃を置く」**ことが、日本酒の健康効果を享受することができるポイントだ。

古くは貝原益軒の『養生訓』にも、その効能が出ている日本酒。いずれにしても過ぎたるは猶及ばざるがごとし。飲み過ぎにはくれぐれも注意しよう。

心配ない？ アルコールで脳が〝縮む〟

答える人：柿木隆介さん
自然科学研究機構生理学研究所

人の名前が思い出せない、ごく簡単な漢字が書けない、今、何をしようとしたか忘れてしまった……など、日常的に起こるちょっとした物忘れ。酒を飲む習慣があまりない人にとっては「年を取ればよくあること」と流してしまうことだったとしても、酒が大好きな**左党**にとっては一抹の不安をかきたてられることはないだろうか。その不安とは、「酒の飲み過ぎで、脳の機能が低下しているのではないか？」ということだ。

アルコールは**くも膜下出血**、**脳梗塞**、**認知症**といった**脳疾患**を誘因する危険性はやはり高いのだろうか？　こうした疑問について、自然科学研究機構生理学研究所の名誉教授である**柿木隆介**さんに聞いてみた。

酒好きは脳が小さくなりやすい

「アルコールの過剰摂取に起因する生活習慣病が引き金となった脳梗塞などの血管リスクや、日常的に大量の飲酒をすることで起こるアルコール依存症などを除けば、脳への直接的なリスクは、**適量であればそれほど高くない**と考えられています。しかし酒を頻繁に飲む人の脳を調べると、あまり飲まない人に比べ、**年齢以上に萎縮している傾向**が見られます」

つまり、アルコールによって脳が〝縮んでいる〟というのだ！

一般的に脳の萎縮は、30歳を過ぎた頃から始まるとされている、避けられない加齢現象の一つだ。主に、脳内の白質と呼ばれる神経線維が集まる領域が死滅し、脳が小さくなっていくために起こる。

萎縮による代表的な自覚症状の一つが記憶力の低下で、急速に進むと認知症にまで進展してしまうこともある。

ただでさえ加齢とともに脳は萎縮していくわけだが、「アルコールが加わるとかなり進むと考えられています。同じ年代で酒を『飲む人』と『飲まない人』の脳をＭＲＩ（核磁気共鳴画像法）の画像で比べると、**前者の脳は後者に比べ10〜20％ほど萎縮していること**

が多い。特に目立つのが、大脳で対になっていて、脳脊髄液で満たされている側脳室《そくのうしつ》が大きくなっていることです。これは脳全体が小さくなったことによって、側脳室が広がったことを示しています」と柿木さんは語る。

ではアルコールは具体的に、脳のどの部分に強い影響を与えるのだろうか？

「例えば、脳の萎縮が原因の一つとされる認知症、アルツハイマー病は、記憶を司る海馬や、理性をコントロールする前頭葉、言語認識や視聴覚を担う側頭葉前方の萎縮が特有なのに対し、**アルコールは脳全体を萎縮させます。**最近では飲酒量と脳の萎縮の程度は正の相関にあり、**飲酒歴が長い人ほど進行が早い**との研究も発表されています。〝休肝日〟の有無など飲酒の頻度や、蒸留酒、醸造酒といった種類とは関係がなく、『生涯のうちに飲むアルコールの総量』が強く影響していると考えられており、つまり、**酒を飲めば飲むほど萎縮が早く進むということです。**恐ろしいことに、脳内の神経細胞は、一度死滅すると、そのほかの臓器に備わる幹細胞のように再生することはなく（一部の例外を除く）、元の大きさに戻ることは二度とないとされています」

さらに柿木さんによると、「日常的にアルコールを大量に飲んでいた高齢男性を調査した研究によれば、あまり飲まない男性に比べて認知症の危険性が4・6倍にもなり、うつ病のリスクも3・7倍になったとの報告もある」

脳の萎縮は避けられない加齢現象の一つ

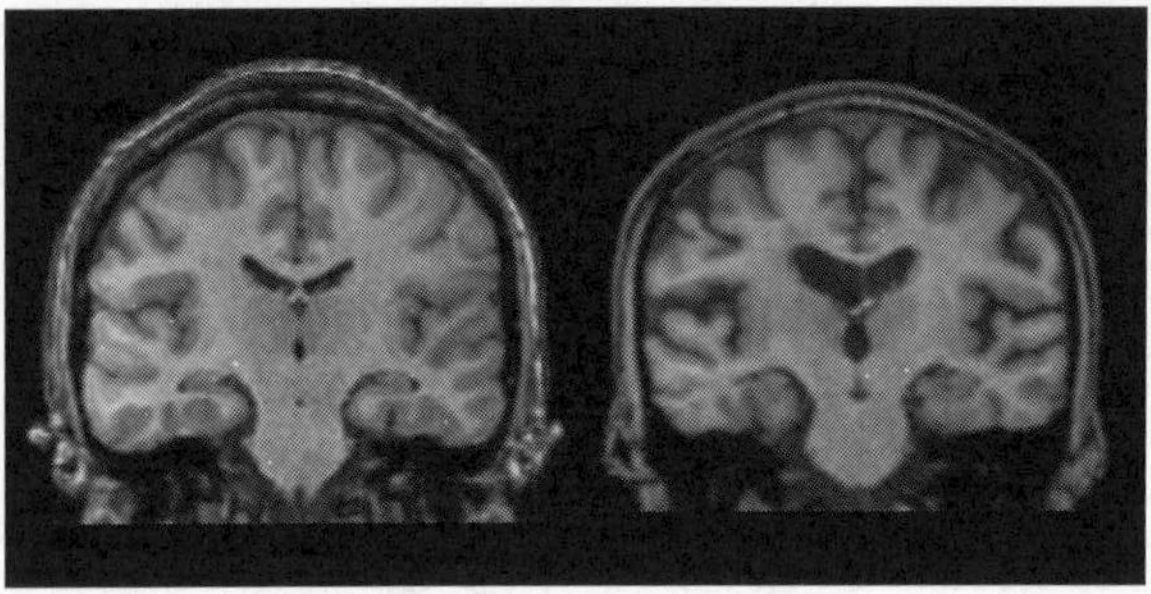

25歳　　　　　　78歳

写真は25歳、78歳の男性の脳を比較したもの。写真中央部にある脳側室が大きくなり、全体的に小さくなっていることが分かる。脳は30歳前後をピークとして、萎縮が始まるとされる。1日およそ約10万もの神経細胞が減少するとされ、60～65歳ごろにはＭＲＩの画像を見ても、萎縮していることが明らかになってくる。（写真:公益財団 長寿科学振興財団 健康長寿ネット「脳の形態の変化」）

生涯のアルコール総摂取量と萎縮の程度の関係について、学術的な結論はまだ出ていないとのことだが、**飲み過ぎが脳疾患のリスクを何かしら高めてしまう可能性はやはり否定できない。**

アルコールでは脳を鍛えられない

飲み過ぎれば認知症やうつ病のリスクを高めることを知ってもなお、酒をやめられない人も多い。飲めば肝臓はある程度鍛えられるが、脳に関しても同様の〝トレーニング効果〟は期待できないのだろうか。柿木さんに聞いてみた。

「残念ながら、脳科学者の立場から言うと、飲酒の機会を増やしたとしても、肝臓のように、アルコールで脳を鍛えることはできません。もし鍛えられる術があれば、私も酒好きの左党なので知りたいです（笑）。脳にとってアルコールは、生理学の観点から言っても、そもそも毒なのですから」

〝毒〟とまで言われてしまうと一瞬ひるんでしまうが、化学的に合成された薬も毒の一種であることに違いはない。また、日本には、古来から「酒は百薬の長」という言葉もある。脳に対する酒の効用は、全くないのか。

〝一筋の光〟となるかもしれないグラフを紹介する。飲酒量による認知症のリスクの関係を調べたある研究では、ほどほどの量（週にビール350ミリリットルを1～6本）を飲んでいる人が、**認知症のリスクが最も低くなる**との結果が出ている。

つまり、毒と薬は紙一重。さじ加減さえ間違えなければ、酒は脳にとっても〝百薬の長〟となる可能性が示唆されているのだ。

適量を飲んでいればあまり心配する必要なし

「アルコールは脳を確かに萎縮させますが、記憶に関わる海馬や体のバランス機能を担う小脳のように、脳内でも重要な領域が急激に変化しない限り、日常生活に支障を来すことはありません。飲み過ぎない、適量を守るというルールを決めれば、脳の委縮が少し進むこと以外、あまり心配する必要はありません」

自身も大酒飲みだという柿木教授は、飲み過ぎ対策として、「時間を決めて、家族に車で迎えに来てもらうことがある」という。

家族がわざわざ迎えに来たら、「もう少し」と思っていても、やはり帰らざるを得ないからだ。

適度な飲酒は「認知症」のリスクが最も小さくなる

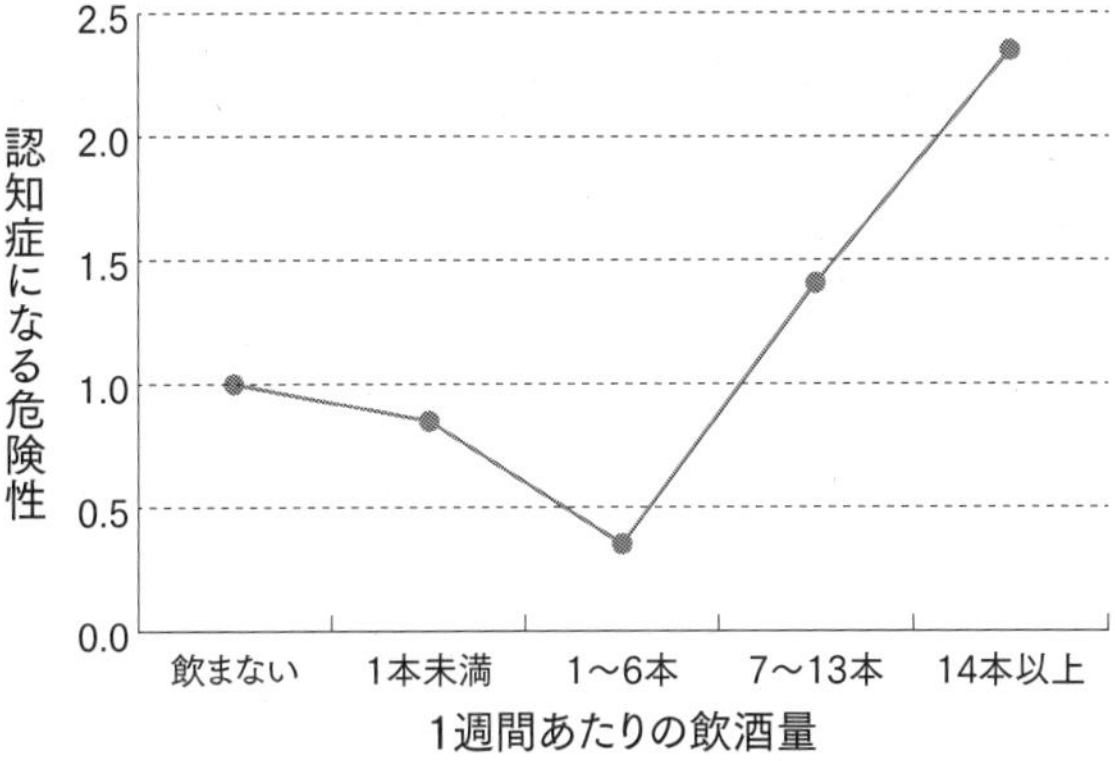

65歳以上の男女3660人を対象に、米国4地域で行われた「飲酒と認知症のリスク」を調べたコホート研究。対象者は1992〜94年の間にMRI検査を受け、その後、1998〜99年に再び同じ検査を受けた。結果、1週間当たりビール350mL1〜6本相当の適度な飲酒は、「全く飲まない人」と1.0として比べたときに、最も認知症のリスクが低くなることが分かった。（JAMA. 2003;289(11):1405-1413）

健康をキープしながら、大好きな酒を生涯飲み続けるためにも、「もう一杯飲みたいな」と感じたところで盃を置く理性をキープする。これこそが脳やカラダにとっても負担がない飲み方なのだ。

第2章

酒に負けないためのセルフケア

酒焼けの原因は酒じゃない？カラオケにも要注意

答える人：楠山敏行さん
東京ボイスクリニック

年末など、連日のように酒席に参加して、深夜・翌朝までの〝フルコース〟を楽しんでしまうと、翌日、声が出にくい、かれているといった、喉のトラブルを経験したことはないだろうか。

年季の入った〝水商売のベテラン女性〟ではないが、長年、アルコールを愛飲した左党には、独特の「しゃがれ声」の持ち主が多いように思うのは私だけではないはずだ。しゃがれ声の原因を「**酒焼け**」、つまり「**アルコールで声帯が潰れた**」と信じている人は少なくないかもしれない。

こうした一般的に思われている「酒焼け」という言葉は、医学的見地から見て、実在するものなのだろうか？　東京ボイスクリニック品川耳鼻咽喉科の院長である**楠山敏行**さんに聞いた。

いわゆる「酒焼け」の原因はタバコ？

「ウイスキーなど、アルコール度数の高い酒を飲むと、**喉がチリチリ**と焼けるような感覚があるからなのか、飲酒後にハスキーな声になることを、昔から『酒焼け』と呼んでいます。ですが実際、**アルコールが声帯に及ぼす直接的な影響はありません。**声がれに直接関係しているのは、**主に喫煙であることが多い。**クリニックを訪れる患者も例外ではありません」

なんと、昔から巷間で伝えられてきた「酒焼け」は実在しなかった！　声をからす原因は喫煙だと分かったところで、そもそもタバコの何が影響しているのだろうか。

「声帯は喉頭蓋《こうとうがい》から気管までの間の『**喉頭**』という場所にあります。声を出す動力源は吐き出す息で、両脇にある2本の声帯が閉まり、声帯の粘膜が振動することによって初めて声になります。しかし、喫煙すると声帯の血管が収縮して**血行障害**が起こり、さらに低温やけどが加わることで**声帯がむくんだり、変形したりします。**弦楽器の弦に例えると不

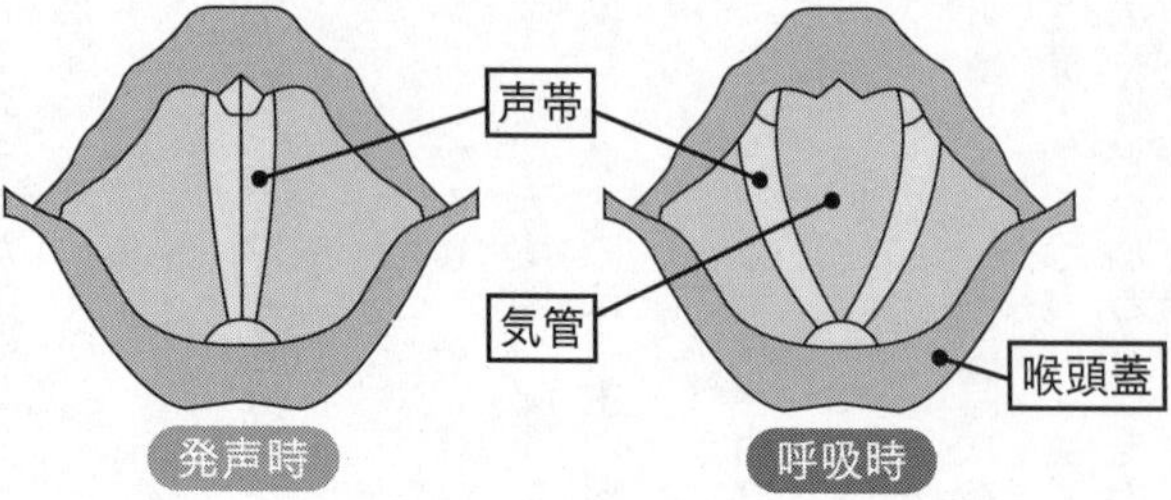

声帯が閉まり、そこが振動して声音になる。喫煙や乾燥、加齢などによって、声帯が滑らかに振動しなくなることで、声が低くなったり、かれたりする。

均一に太くたるんだ状態となり声がかれるのです。喫煙は乾燥も助長するために、喉にとっては最悪の環境を作り出してしまうのです」

喫煙者の多くは、酒が伴うとタバコの本数が増えるもの。一過性の声がれであれば心配ないそうだが、楠山さんによると「ヘビースモーカーなど、声帯のむくみが慢性化すると、両声帯が水膨れしたように変形する**ポリープ様声帯**にかかるリスクが高くなる」と指摘する。

健康と喫煙との関係を示す「**ブリンクマン指数**」から見ると、そのリスクは「10本（1日）×20年」で一気に上がるという。これは喉頭がんを発症するリスク「20本（1日）×20年」よりも高い。

ポリープ様声帯は、声がかれたり、低くなったりする症状が特徴だという。軽度であれば禁煙で改善するが、悪化すると声帯粘膜下で浮腫状になってしまった細胞組織を取り除く手術が必要になるという。

美声を守るためには禁煙は必須。言うまでもなく、喉にとっても「タバコは百害あって一利なし」ということに加えて、非喫煙者であっても酒席をはじめとして副流煙を吸い込んでいることもある。声の出方や喉の調子には気を配るといいだろう。

逆流性食道炎も声帯を痛める

しかし、喉の専門医に「声がれの原因はタバコ」と断定されてもなお、疑問として残ってしまうのが、アルコールは飲むが、タバコを吸わない人の声がれである。

私の周りにいる非喫煙者の左党の中にも、深酒した翌朝は「声の調子が悪い」「声が出にくい」「だみ声になる」と話す人が多い。アルコールがもたらす喉のトラブルは、何かしらの因果関係はないのだろうか？

「恐らく、アルコールそのものというより、主原因が別にあって声がれを起こしている可能性があります。まずは、日常的な飲酒によって起こることが多い**逆流性食道炎**（強い酸性の胃液や胃で消化される途中の食物が食道に逆流して生じる食道の炎症）による影響です。アルコールは胃の中のものの逆流を防ぐ筋肉の動きを鈍くするうえ、胃酸の分泌を増やし、粘膜を傷つけることに加えて、声帯にも悪影響を及ぼし、声がれを起こしやすくします」

そういえば、飲んだ後にこみ上げてくることが多くなった、あの喉元を酸っぱくさせる胃酸……。逆流性食道炎は胃や食道ばかりではなく、声にも影響を与えていたとは。

「次に考えられるのが、飲酒による**体内の水分不足**です。アルコールにより抗利尿ホルモンが抑制されることで尿の排出が多くなり、体が脱水気味になって喉も乾燥する。また血管内のアルコールは細胞から水分を奪う作用もあります。正常であれば、声帯は女性では1秒間に200～250回も振動（男性は100～120回）して声を作りますが、乾燥すると滑らかに動かなくなり、声が出にくくなる。しゃべり過ぎによる声がれも、乾燥によることが原因です。ちなみに、**酒のおつまみで塩分をとりすぎても、声帯がむくんで、声をからします**」

楠山さんの話を聞いて納得したかもしれないが、さらに最悪な原因があるという。それは「**飲酒後のカラオケ**」だそうだ。歌好きの左党にとっては、聞き捨てならぬこと。たっぷり飲んだ後、酔いの勢いに任せ、2次会、3次会のカラオケで1年間のうっぷんをはらす……。これを楽しみにしている人は多いはずだ。

飲酒後のカラオケ、ふりつけアリが最悪

「飲酒後のカラオケは声帯にとって〝**最悪な3大リスク**〟を備えています。まずは、『**無理に自分の声よりも高いキーで歌う**』こと。これはかなり声帯を酷使することになります。次に、『**ふりつけしながら歌う**』ことです。運動効果が加わると呼吸量が増えるうえに、さらに大声を出して歌うと、乾燥も含めて声帯にダブルのダメージを与えます。そこに、喉を潤そうとお酒を飲めば、さらに先ほどの抗利尿ホルモンの作用が高まり、体内の水分が失われる。そして最後は、『**大声で会話する**』こと。カラオケの音量の影響で、いつも以上に大声で会話をしていると、それが声帯に負担をかける。たくさん話すときは口呼吸となり、声帯の乾燥がより強くなる。ちなみに、口呼吸は鼻呼吸のおよそ6倍も空気量が多いとされます」

宴が興に入ると、往年のヒット曲をふりつけアリで歌ったり、踊ったりすることはよくあること。歌っている人に合わせ、ギャラリーも一緒に……なんてことも決してめずらしくない。ちなみに、体を目いっぱい動かしながら声を出し続けるエアロビクスのインストラクターなどには、運動と発声のダブルのダメージによって、声をからす「**声帯結節**」といった疾患を抱えている人も多いそうだ。

もし飲酒後の声がれが気になってきたら、その進行を抑える方法はないものだろうか。

声がれが1カ月以上続いたら内視鏡検査を

「残念ながら声帯を鍛えることはできません。体は加齢とともに細胞の保水力も下がるために、ある程度、声が低くなることは避けられません。そういう意味で、お酒は体の乾燥を防ぐためにも、適量が理想だといえるでしょう。酒席で飲んでいる間は、こまめに水を飲む。これだけでも気道液の分泌が増えて、声帯を乾燥から守れます。連日の酒席が続くようならば、大声をなるべく出さない、酒量を抑えることで対処しましょう。もしも、1カ月以上、声の調子がおかしければ、早めに耳鼻咽喉科の専門医に診てもらい、**内視鏡検査**などを受けることをお勧めします」

忘年会シーズンにガラガラ声になってしまっては、仕事に支障が出てしまう人もいるに違いない。「酒焼け」という症状は現実には存在しないことは分かったとはいえ、酔った勢いで「次、カラオケ行ってみよう！」―が連チャンにならぬよう、気を引き締めて（？）ほしい。

飲酒中は「尿の色」をチェックしよう

答える人：林松彦さん
慶應義塾大学医学部

酒を飲み始め、杯が重なると、もよおしてくるのが尿意である。

一度、トイレに行き始めると、堰を切ったように、短時間で何度もトイレに行くのは決して珍しいことではない。左党の場合、「体内のアルコールを排出できる」と都合よく解釈しがちだが、実はこの生理現象には危険が隠されていることもあるという。

一番被害の恐れがあるのは、「**腎臓**」だ。

尿を作り、血液中の老廃物を排せつする人体にとって重要な機能を備えた腎臓とアルコールとの関係について、慶應義塾大学医学部の客員教授である**林松彦**さんに聞いた。

尿は飲んだ酒量の1・5倍にも！

「お酒を飲んでトイレが近くなるのは、アルコールによって脳下垂体にある**抗利尿ホルモン**が抑制され、必要以上に尿が出てしまうからです。事実、ビールを飲んだ後の尿の量は、実際に飲んだ量よりも多く、**1・5倍**にもなることが分かっています。ビールをはじめとするアルコールの摂取は、水分補給になるどころか、むしろ体内の水分量を減らし、脱水状態を引き起こす危険性があるのです」

ビールを水代わりと称してチェーサーにする左党も多いが、結果的には全く水分補給になっていない。酔いが深まるにつれ、だんだんと喉が渇いてくるという経験をしたことがある人も多いだろう。

ならば、アルコールによって失われていく水分を、水で補えばいいのではないのだろうか？

「水を飲むことは確かに必要ですが、問題はその量です。がぶ飲みはかえって体にとって逆効果になることがあります。水分を過剰に摂取すると、血中のナトリウム濃度が必要以上に薄まってしまい、**低ナトリウム血症**を招き、**虚脱感**や**食欲不振**、**悪心**《おしん》といった症状を引き起こすことがあるからです。水は酒と同量くらいで十分でしょう」

林さんによれば、飲酒による体のトラブルを防ぐために目安にしておきたいものがあるという。その一つは「**尿の色の変化**」だ。

色が濃く、少量になったら脱水のサイン⁉

健常者の尿の色は通常、〝**淡い黄色**〟を帯びている。黄色の基になる色素は**ウロビリノーゲン**という物質。これは血中のヘモグロビンにある**ヘム分子**が変化し、老廃物として尿中に排出されたものだ。

「つまり、尿が淡い黄色だということは、ヘム分子を適量に含んだ尿を排出している証拠で、水分が過量ではないことを示します。大量に水だけを飲むと、尿の色は薄くなり、透明に近くなります。一方、お酒を飲み、水分が補われないと、腎臓が通常時のように動かなくなり、次第に濃い黄色の尿が出てきます。さらに、尿の量が減ってきたら、**脱水気味になりつつある**恐れがあります」

尿が何度も大量に出ることで、「アルコールが排出された」と喜んでいる場合ではない。しかも量が減ってくれば、それは「脱水のサイン」かもしれないのだ！

とかく腎臓は体の解毒や尿を産生する機能だけをイメージしがちだが、〝人体の生命維持の要〟ともなる体内の水分保持をコントロールするという重要な役割を担っている。加えて腎臓は「人体には欠かせない**塩分の調整**も行っている」

「例えば塩分が過多になってくると、当然ながら血中のナトリウム濃度が高くなります。すると細胞の浸透圧が上がり、水分を増やそうとする。このとき、腎臓から脳に血液を正常な濃度（0・9％）に戻すためのホルモンが分泌される。これがやたらと喉が渇いて、水が飲みたくなる状態です」

そうなると気をつけなければならないのが、アルコールと一緒に食べるおつまみである。左党が選びがちなおつまみの塩分濃度を調べると、**塩辛**なら4・8グラム、**さつま揚げ**（3枚）は3・3グラム、**丸干し**（5〜6匹）は2・0グラム、**唐揚げ**（3個）1・16グラムと、これだけで既に11・26グラムの塩分を摂取してしまうことになる（出典：『食品80キロカロリーガイド』女子栄養大学出版部）。

厚生労働省が定めるナトリウム（塩分相当量）の1日当たりの摂取目標量は、男性が8グラム未満、女性が7グラム未満であり、たった数品のつまみだけではるかに超えてしまうことが分かる。

アルコールだけでも脱水を進めるのに、塩分によるダブルパンチが加われば、〝渇きのスパイラル〟はさらに強まる。体はどんどんと水分を要求するわけだが、左党はそこで、喉を潤わせるために、あろうことか水ではなくアルコールにさらに手を伸ばしてしまう……。

頻尿も腎機能低下を示す加齢サイン

「腎臓内で体液量を保持したり、塩分濃度を一定に保ったりするのが、毛細血管が集まってできたおよそ200万個からなる組織の**糸球体**《しきゅうたい》です。心臓から送られた血液から、尿の元となる原尿を作るほか、尿の排出量をコントロールするなどの役割があります。加齢によって糸球体の機能が衰えていくと、体の保水力が落ちる場合があり、そうなると色も薄くなりやすいのです。言い換えれば、濃いめの黄色の尿が出ていれば、体の保水力を維持しながら、老廃物などはしっかり排せつしているので、腎機能がしっかり保たれていると考えられるわけです」

加齢による衰えは、もちろん男女差や個人差があるものの、40歳を機に糸球体濾過量を示す「**GFR**」の値は1年ごとに1％ずつ低下していくとされる。考えただけでも背すじが寒くなるではないか。そこに飲酒習慣が加わると、さらに低下を進めることになるという。

加齢に伴う腎機能（GFR）低下のシミュレーション

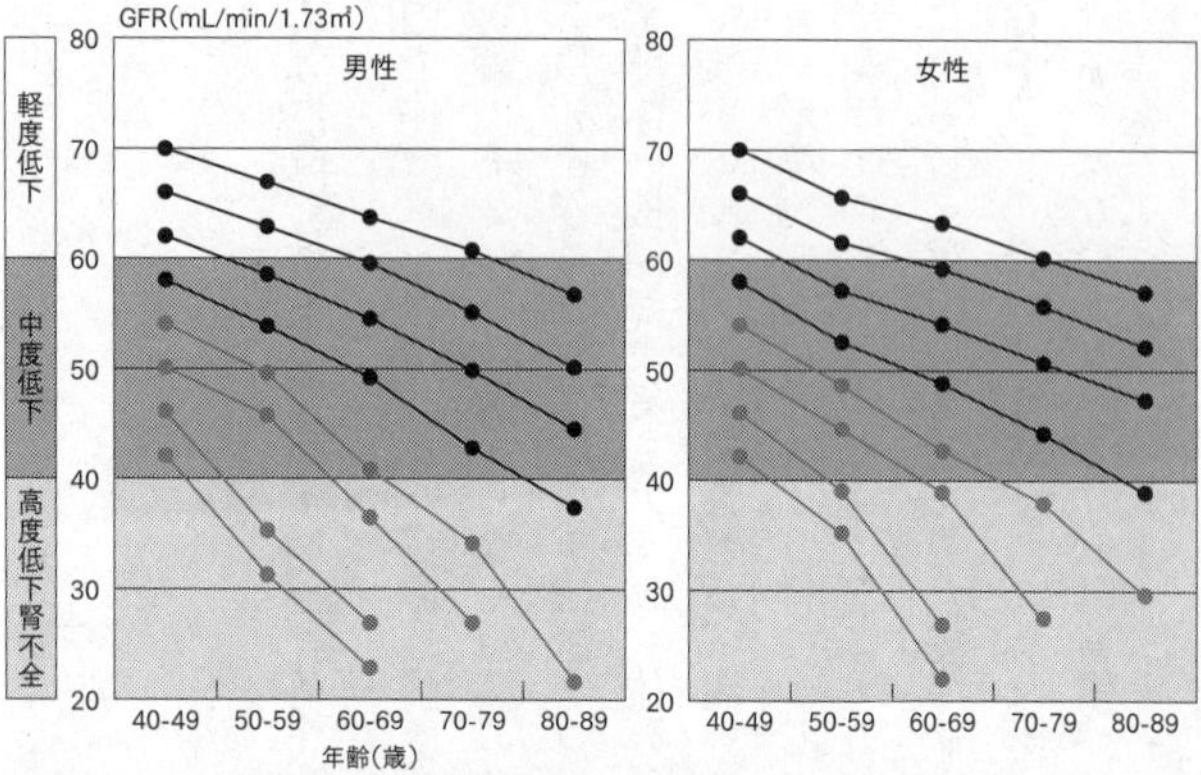

40歳を境に腎機能の指標であるGRFは年1％ずつ低下していくことが分かっている。グラフの黒線は、40歳の時点の数値を基に、将来の低下をシミュレートしている。グレーの線は慢性腎臓病（CKD）がある場合。高齢になるにつれて、GFRの低下が著しくなっていいくことが予測される。なお、GFRの数値が20を切ると「人工透析」が必要になる。（日本腎臓学会CKD対策委員会疫学WG,2006より引用改編）

「ＧＦＲが低下すると、体の保水能力、つまり体に蓄えられる水の量が減り、結果的に尿の回数が増えることも多い。簡単にいうと、**年を重ねるほど脱水症状になりやすくなる**のです。そこにアルコールによって抗利尿ホルモンが抑制されると、ますます排出される尿の量が増えて、体の水分もどんどん抜けていく。中高年の飲酒は、脱水状態になりやすいわけです」

そこで、脱水の予防策として、飲酒時の尿の色や量を常にチェックしながら、水分を適量摂取したほうがよいというわけだ。

それでは、何らかの方法でＧＦＲを増やすことはできないのだろうか。林さんによると、「腎機能が慢性的に低下してしまうと、残念ながら今の医学ではＧＦＲの値を戻すこともできません」とのこと。腎機能を高めるかのようにうたうサプリメントなども散見されるが、**確かな効果を示す研究データは未だ存在していない**というのが現状だという。

もしも、尿に何らかのトラブルがあったり、気がかりなことがでてきたら早めに医師に相談するといいだろう。

……となると、腎臓に負担にならぬよう、アルコールと塩分の摂取を控えるしかないのだろうか？

「過剰なアルコールと塩分の摂取はそもそも、腎臓、肝臓に負担を強いるもので、専門医の立場からはどちらも積極的には勧められません。それでもアルコールはやめられないのであれば、せめて次の3つに注意すること。肥満、高血圧、タバコです。すべて血管の負担を高めることに加えて、GFRの低下を進めることも明らかになっています。腎臓の衰えを最小限に抑えるためには、生活習慣病対策がそのまま有効だといえるのです」

左党が抱えがちな「生活習慣病」。そして、左党にとって最もハードルの高い「適量」という2文字。腎臓のためを思うのなら、ほんの少しだけ努力をしてみてほしい。

いつの間にか食べ過ぎるつまみが肥満の〝犯人〟

答える人：林博之さん
渋谷ＤＳクリニック

「お酒はたくさん飲みたい、でも太りたくない」

日々、酒を飲む左党にとって、気になるのが肥満であろう。確かに周囲の酒好きを見渡せば、痩せているとは言い難く、それどころか肥満が原因の一つとされる「**脂肪肝**」「**糖尿病**」「**痛風**」といった生活習慣病を抱える人も少なくない。

昨今のダイエット論の中には、「酒は**エンプティカロリー**だから太らない」という説もあるが、飲み会が続くと、体重はしっかり増えている。

そもそもお酒自体は肥満を助長するのだろうか？

ダイエット専門医院「渋谷ＤＳクリニック」の理事長である**林博之**さんに聞いた。

酒〝だけ〟ならそんなに太らない？

「そもそもお酒を純アルコールとして換算すると、**1グラム当たり7・1キロカロリー**になりますが、このうちのおよそ**70％は代謝で消費される**ことが分かっています。これが『アルコールはエンプティカロリー』、すなわち『太らない』と言われる理由の一つです。さらに同一カロリーを脂質や糖質でとった場合と比較すると、アルコール自体には栄養素がないために、体重増加作用が少ないと考えられています。これらを踏まえると、純アルコールだけであれば、ほとんど太らないと言ってもいいのかもしれません。ですが、ビール、日本酒、ワインなどの醸造酒には糖質、たんぱく質などが含まれており、そうしたお酒をたくさん飲めば、摂取するカロリーも当然増えていきます。やはり〝適量〟を守ることが大切です」

林さんが言う〝適量〟とは、純アルコールで20～40グラムの範囲に収まることを指す。日本酒に換算すると1～2合となる。実際、クリニックでは「ダイエットはしたいが、お酒はやめられない」という患者に向けて、「200キロカロリーまで酒は飲んでもよし」とし、**ビールなら中ジョッキ1杯、ワインなら3杯弱は許容範囲としている。**自らも左党を公言する林さんは、「個人的にアルコールは、200キロカロリー以内に収まるよう工夫して、糖質オフ、プリン体ゼロのアルコール飲料を選んで飲んでいます」とのことだ。

実は「つまみ」を食べ過ぎていた！

しかし適量を守ったとしても、現実には太ってしまう人が多くいる。その理由はごく単純で、「酒と一緒におつまみを食べ過ぎているんです」と林さんは指摘する。

ここで居酒屋などでオーダーしてしまいがちなメニューをちょっと挙げてみよう。

・「ビール・中ジョッキ」　200キロカロリー
・「鶏の唐揚げ」（3〜4個、120グラム程度）286キロカロリー
・「さつま揚げ」（2枚、100グラム程度）150キロカロリー
・「ポテトサラダ」（120グラム程度）200キロカロリー

これらを合計すると836キロカロリーになる。

だが、ビール1杯で終わる左党はまずいない。「まずはビール」で始まり、その後は日本酒、ワイン、本格焼酎と続き、挙句の果てには「締めにラーメン」と〝飲兵衛ゴールデ

ンコース〟をまっしぐらなんてことも。しかもラーメンは〝背脂ちゃっちゃ〟のとんこつ系で、チャーシュー&煮玉子などのトッピングを加え、スープまで平らげるとそれだけで2000キロカロリーを超えるものもある。

ここまでいくと、1杯目のビールから始まった夜の飲食だけで、かる〜く3000キロカロリー以上を摂取してしまうのである。深夜にハイカロリーな料理を腹一杯まで食べれば、いくら酒量に気を使ってダイエットに励んでも太って当然だ。

遅い時間から始まる酒席は太りやすい

お酒は楽しみたい、でも太りたくないと思うのならば、「1日の中でカロリーをトータルコントロールする」ことを食事で意識しながら習慣づけるといいそうだ。

「日常的にお酒を飲んでいる人は、とにかく『つまみを合算してカロリーコントロールすること』がカギになります。ただ、重要な注意点が一つ。**食事は抜かず、1日3食とること**。例えば朝食はフルーツ、昼は蕎麦などと、どちらも軽く抑えてもいい。ただ、朝を抜き、昼も軽くするといったやり方はダメ。空腹時間が長くなりやすく、夜の飲食で〝**どか食い**〟〝**早食い**〟の原因になる。結果的にカロリーオーバーになりやすいのです」

特にどか食いに関しては、**「遅い時間から始まる酒席は注意が必要」**だという。それを防ぐためにはサラダ、野菜スティックといった食物繊維が多く、低カロリーのものを酒席のはじめに食べておくとよい。カロリーの高いおつまみが胃袋に入る余地が狭まるからだ。同時に、胃壁や腸壁をアルコールによる直接的なダメージから防いでくれる役割も期待できる。

つまみのカロリーを押さえるなら、**「蒸す」「煮る」「焼く」「水煮」**といった油を使わない調理法の料理が望ましい。例えば、**枝豆、トマト、ワカメときゅうりの酢の物**など、低カロリーの野菜や海草類、さらに**湯豆腐、イカソーメン**といった脂質が少なく、良質なたんぱく質を多く含むメニューがお勧めだ。

反対にお好み焼き、ピザ、餃子、ポテトサラダ、鶏の唐揚げといった脂質と糖質を多く含む「ハイカロリー」のつまみは、中性脂肪を増やし、体重増加にもつながりやすい。飲み会にありがちなコース料理の多くは「塩辛く」「味が濃い」ものが多いために、酒も箸も進みがちで、つい食べ過ぎ、飲み過ぎてしまうわけだ。

9キロカロリーが1グラムの脂肪に

こうした〝負のサイクル〟を避けるためには、「2〜3日を1つの単位と考え、その中で食事のリズムとサイクルを整えるように意識するといい」と林さんは言う。

この2〜3日のサイクルをベースにした調整法は、忙しいビジネスパーソンにとっても比較的取り組みやすい。「まずは、自分の体重に一定の〝基準〟を設け、『毎朝、体重計に乗る習慣を身につける』ことです。毎朝の計測で設定範囲を超えたら、2〜3日間は脂質、糖質は極力控え、野菜と植物性たんぱく質を中心とした食事を心掛ける。太らずにお酒を飲み続けるためには、**〝脂肪の貯金〟**を貯めない習慣を身につけることが欠かせないのです」

「1キロぐらいの体重増加なら、まあいいか」と自分を甘やかしていると、それがやがて脂肪という名の負の貯金となる。もしも**カラダの中で消費されない9キロカロリーの余剰エネルギーがあったとすれば、それは生理学的には1グラムの脂肪に変換される**ことを意味する。

こうした「些細なこと」が日々続けば、大きな蓄積となり、確実に体重は増加する。そうならないためにも、基準体重を指標にして、カロリーコントロールを心がける必要があるわけだ。

「お酒が本当に好きで、一生飲み続けたいと思うならば、がんばれるはずですよね」と林さんは笑う。体重増加に伴う「尿酸値の悪化」「中性脂肪の増加」「血糖値の上昇」といった生活習慣病へと導かれるスパイラルを避けるため、そして生涯にわたって酒を楽しみ続けるためにも、左党には「日々の地道な努力」が欠かせないのである。

本当は怖い「脂肪肝」健診結果をちゃんと見よう！

答える人：浅部伸一さん
肝臓専門医

ビジネスパーソンの多くが気にする「**脂肪肝**」。健康診断の結果で真っ先にそこを見る人も多いのではないだろうか。脂肪肝というと「脂肪や糖の摂り過ぎによる肥満からの疾患」というイメージが強いように思う。

「アルコールはエンプティカロリーだから太らない」という説のせいか、アルコールは脂肪肝にあまり関係ない、もしくは関係しているとしても大した影響はないのではないかと思いがちだ（私はずっとそう信じてきた）。

ところが、実は大いに関係がある。つまり**脂肪肝の一因はアルコールそのものにあると**

いうことが分かってきた。

酒好きな知り合いを思い浮かべてみても、痩せ型よりもメタボの人のほうがはるかに多い。また見た目は痩せていても、中性脂肪の数値が高かったり、脂肪肝気味、もしくは脂肪肝と診断された人も少なくない。

私自身も体重は平均的なのだが、恥ずかしながら中性脂肪はやや高め。今のところメタボとは診断されていないが、**「隠れ肥満」**であることは間違いない。

野菜中心のおつまみにするなど、食生活には十分に配慮しているつもりなのだが、なぜ「隠れ肥満」になってしまうのだろう？ やっぱりお酒の影響が大きいのだろうか。

「酒は命」という酒好きの方は、今後の人生をお酒とともに歩んでいきたいと切に願っているだろう。だが、このままいくと脂肪肝になってしまうのではないか、と気が気ではない人は私を含めて多いはずだ。

そこでアルコールと脂肪肝の関係について、肝臓専門医の**浅部伸一**さんに話を聞いた。

日本人の3人に1人が脂肪肝!?

「今や**日本人の3人に1人**が脂肪肝に罹患していると言われています。健康診断を受けた日本人成人の32％が脂肪肝だったという報告もあります。さらに、BMIが25～28の軽い肥満の約58％が脂肪肝を保有していたという報告もあります」

ＢＭＩ（体格指数）は人間の体格のバランスを把握するための指数で、体重（kg）÷身長（m）÷身長（m）で計算される。

欧米人と比較しても、日本人の脂肪肝の罹患率はかなり高いというデータもある。食事の欧米化によって、日本に蔓延し始めた脂肪肝は、そもそもどういう状態を指すのだろうか？

「脂肪肝とは肝臓（肝細胞）に脂肪（特に中性脂肪）が蓄積した状態のこと。分かりやすく言えば、〝**フォアグラ状態の肝臓**〟です。脂肪肝になるメカニズムは実にシンプルで、肝臓から出ていく『使う脂肪』よりも、肝臓が取りこむ『作る脂肪』が多いから。つまり、使われなかった脂肪が〝貯金〟として肝臓に蓄積することにより起こります」

お金の貯金ならありがたいが、脂肪の貯金は迷惑な限りだ。だが、実際に脂肪肝と診断された人はどれだけ危機感を抱いているのだろうか。正直「放置しておいても大丈夫なのでは？」と安易に考えてしまいがちである。

だがそれは大きな間違いのようだ。

「脂肪肝を甘く見てはいけません。脂肪肝を放置して、生活習慣を改めないでいると、炎症を起こしたり、**線維化**（慢性的な炎症により繊維組織が増殖していくこと）が進んで肝臓が硬くなったりして、果ては**肝硬変**、**肝がん**になる可能性があります。肝臓は再生力が高いため、進行はゆっくりです。そのため、あるとき気づいたら、悪化していたということも少なくありません」

アルコールが脂肪肝の直接の原因に

どうやら、脂肪肝を甘く見てはいけないようだ。浅部さんによると「脂肪肝の原因は主にカロリー過多の食事や慢性的な運動不足のほか、アルコールそのものが原因になる」という。

「アルコールは太らない」どころか、脂肪肝を誘発する直接の原因だったとは！　酒好きにとっては「えーっ！」と叫びたくなるような話である（私だって叫びたい）。

「脂肪肝には大量飲酒が原因の**アルコール性脂肪肝**と、肥満、脂質異常、糖尿病が関与する**非アルコール性脂肪肝**の2タイプがあります。一般に非アルコール性脂肪肝の患者の方が多いのですが、〝酒飲み〟の方の場合は、前者である可能性が高いといってもいいでしょう」

日本人成人の３人に１人が脂肪肝!?

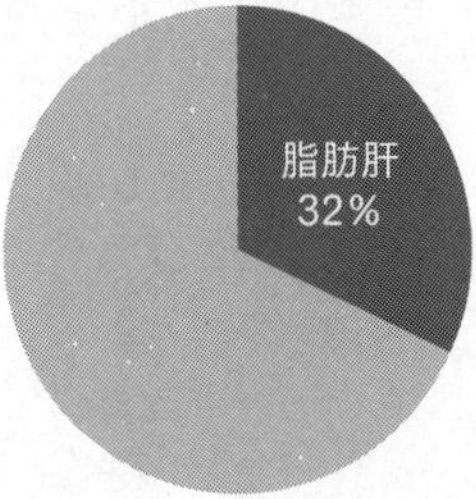

健診を受けた日本人の32%が脂肪肝だったという結果が出ている。グラフは検診センターで受診した日本人成人1578人（男性1208人、35～69歳）における脂肪肝の比率。（Omagari K et al. J Clin Biochem Nutr. 2009;45:56-57）

アルコールが脂肪肝の直接の原因になり得るということが分かったところで、次に知りたいのが、どのようにして脂肪肝へとつながるのかという点である。

アルコール代謝中は脂肪の燃焼が阻害される

浅部さんによると、大量のアルコール摂取が脂肪肝につながる理由は２つあるという。

「まず、アルコールは中性脂肪の材料になるんです。肝臓に運ばれたエタノールは、アルコール脱水素酵素（ＡＤＨ１Ｂ）によって**アセトアルデヒド**になり、次にアルデヒド脱水素酵素によって**酢酸**となります。

肥満度が高まるほど脂肪肝も増加する

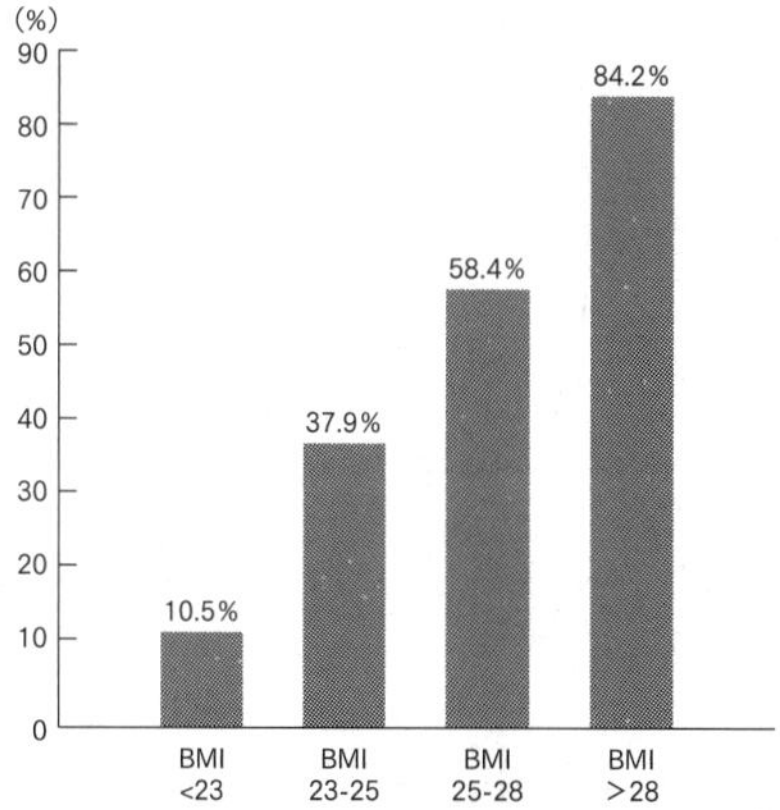

8000人以上を対象に、肥満度（BMI）による脂肪肝の罹患率の違いを見たデータ。肥満度が高まるほど脂肪肝が増加していることが分かる。（Eguchi Y et al. J Gastrol. 2012;47:586-595）

その後アセチルＣｏＡを経て、最終的にエネルギーを生むとともに**脂肪酸**を生成します。この脂肪酸こそが中性脂肪のもととなります。

もう一つの理由は、**アルコールが肝臓で代謝されている間は脂肪の燃焼が阻害される**からです。普段、私たちの体は脂肪酸を「β《ベータ》酸化」によって代謝しています。β酸化とは脂肪酸を酸化して、最終的に細胞が必要とするエネルギー源を生成するプロセスのことです。しかし、アルコールが肝臓で代謝されている間はβ酸化が抑制されてしまうため、脂肪が燃焼されにくくなり、代謝されない過剰な脂肪酸は肝臓に蓄積されやすくなります。そのためお酒好きの方は脂肪肝になりやすいのです」

なるほど、「大量飲酒は脂肪肝に向かって一直線」というわけだ。

「1日の純アルコール摂取量が60グラム（日本酒にして3合）を超えている場合、アルコール性脂肪肝であることがほとんどです。**アルコールのとりすぎが脂肪肝につながることは、教科書にも載るくらい、医療の分野では常識中の常識です**」

私はそんな常識を知らなかった……。

休肝日よりアルコールの総量が重要

アルコール性脂肪肝の場合、原因は酒と分かっているのだから、手っ取り早く休肝日を取ればいいと思うのだが、「休肝日よりも**アルコールの総量を減らす**ことが重要」だという。

「適量は純アルコールに換算して週に150グラム程度。休肝日を取ることも有効ではありますが、休肝日明けにどか飲みしてしまっては何の意味もありません。脂肪肝を改善したいなら、休肝日よりも〝量を守ること〟に注力するといいでしょう」

また、一緒に食べるおつまみの選択も大事だという。

「特に炭水化物（糖質）のとりすぎには注意が必要です。アルコールは肝臓からのブドウ糖放出を抑制するので、血糖値が上がりにくく、空腹感を覚えがち。そこで空腹感を満たすため、糖質となるお好み焼きや、焼きそばといった炭水化物をおつまみに選んでしまうと、ますます脂肪が蓄積されるという負のスパイラルに陥ってしまいます」

アルコール代謝によって脂肪が蓄積されるうえに、おつまみからの脂肪も加算されるとなれば〝脂肪のダブルパンチ〟である。飲んだ後の締めのラーメンの味は格別だが、アルコールが生み出す空腹感にだまされてはいけないのだ。

健診前だけ酒を控えるのは、もうやめよう

「酒量を減らす」「おつまみに気をつける」というのは繰り返し言われてきたことであるが、ほかに気をつけるべきポイントはあるのだろうか？

「定期的な健診を受けることです。ここで最も大事なのは、**健診前だからといって、お酒をやめないこと。**健診は普段の生活状態で受けなければ意味がありません。お酒をやめていい結果が出たとしても、それは一過性のもの。自身の肝臓の本当の実力を知るため、ま

脂肪肝の分類

- 脂肪肝
  - アルコール性　1日のアルコール摂取量が60g以上
  - 非アルコール性　1日のアルコール摂取量が20g以下
    - 単純性脂肪肝
    - 非アルコール性脂肪性肝炎(NASH)

脂肪肝とは、肝臓の肝細胞に脂肪（特に中性脂肪）が蓄積した状態を指す。脂肪肝は大きく、「アルコール性」と「非アルコール性」に分けられる。さらに非アルコール性脂肪肝は「単純性脂肪肝」と「非アルコール性脂肪性肝炎(NASH)」に分類される

た今のペースでお酒を飲んで、どれだけ肝臓がダメージを受けているかを直視するためにも、健診の前も普段通りの生活を送ることをお勧めします」

実に耳が痛いアドバイスであるが、健診はいい数値を出すことが目的ではない。今の自分の体の状態を正しく知ることが目的なのである。

検査結果が悪かったら1カ月は酒をやめ、再検査する。それでも数値が悪いようなら、アルコールとは別の原因が考えられる。隠れている病気を見つけるためにも、「健診前だけ断酒する」という〝その場しのぎ〟はもうやめよう。

浅部さんによると、検査結果でチェックすべきポイントは**中性脂肪（TG）**のほか、肝

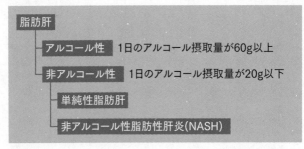

アルコールの代謝のプロセス

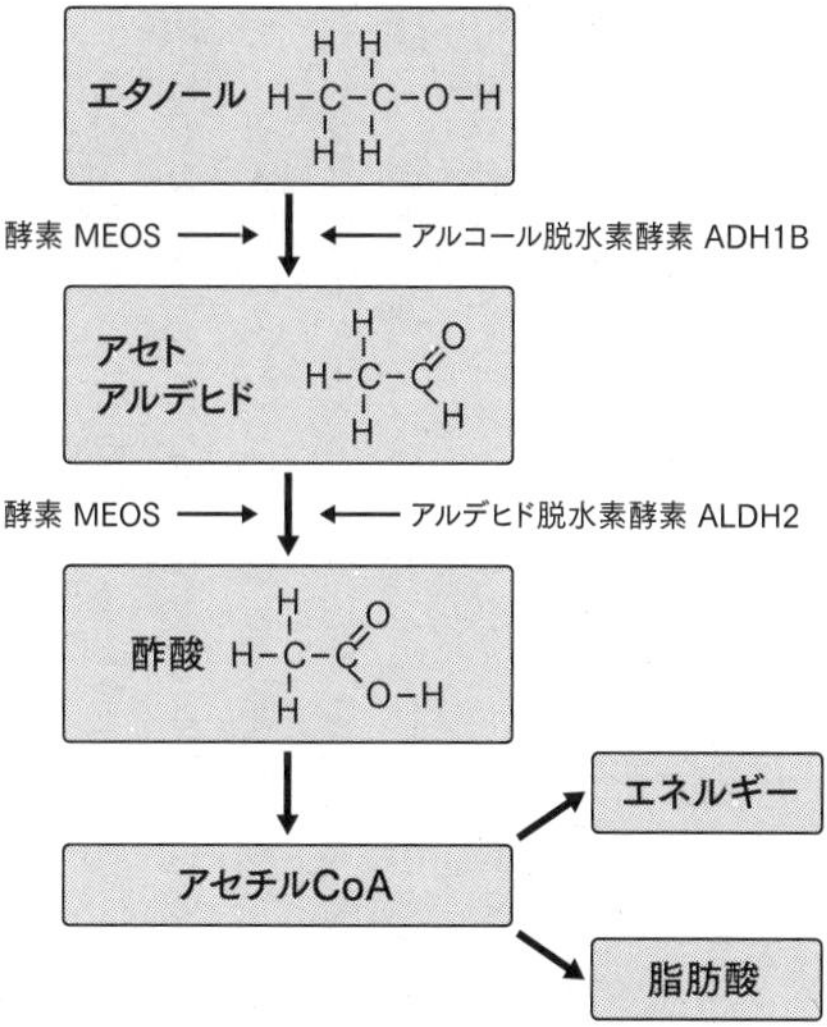

アルコール（エタノール）は、約90％が肝臓で代謝される。エタノールは「アセトアルデヒド」「酢酸」を経て、最終的にはエネルギーと脂肪酸になる

臓の解毒作用に寄与する**γ-GTP**、肝細胞がどれだけ壊れたかの指針となる**ALT（GPT）**の3つだという。ただし、脂肪肝の場合は、血液検査に加え、超音波検査やCTスキャンと合わせて診断してもらうのが確実である。

脂肪肝が増えていることもあってか、脂肪肝への効果をうたったサプリメントも多く登場しているが、「肝臓に効かせようとするサプリメントは、逆効果になる場合もある」という。特にβカロチンやビタミンEなど**脂溶性のものについては、体に蓄積する可能性があるので、素人判断で飲むのは避け、医師に相談してから飲むほうがいい。**

「脂肪肝に効く」という確実なエビデンスがあるのは、食事療法と運動療法の2つのみ。酒量を控え、適度な運動とバランスの良い食事こそが特効薬となる。

第3章

飲んで病気にならないためのルール

14万人調査で判明！ 病気にならない飲み方

答える人：津金昌一郎
国立がん研究センター

「病気が怖くて、酒を飲んでいられるか！」

血気盛んだった頃、いや、年齢を重ねた今でも、自分は頑健だと過信して「酒だ、酒だ、酒持ってこ〜い！」と、得意げに飲んでいる左党も多いのではないだろうか。

しかし若いときと同じペースで飲んでいると、メタボや高血圧といった生活習慣病が、いつの間にか忍び寄ってくるもの。これは、仕事上の付き合いで飲まなければならない人も同じだ。

「尿酸値とγ－GTPの高さは勲章！」と虚勢を張ってみても、「やっぱり病気は怖い」というのが本音だ。そこで、アルコールと疾患リスクの関係について、国立がん研究センターの元・社会と健康研究センター長の**津金昌一郎**さんに話をうかがった。

「そもそもアルコールは体にとって〝毒〟。適量を超えた飲酒を長年続けていると、やはりさまざまな疾患リスクが高まります。例えば、男性の飲酒量で見た場合、『時々飲酒（週1日未満）している人』と比べると、『1日当たり日本酒換算で2合』あるいは『同、3合以上飲む人』の**がんの発症リスクはそれぞれ1・4倍、1・6倍になります。**

さらにがんの部位で見ると、『2合以上の飲む人』では、**食道がんは4・6倍、大腸がんは2・1倍**と、高くなる。**脳卒中では1・4倍**というデータがあります」

〝アルコールは毒〟と断言され、さらに具体的な数値でリスクを明らかにされてしまうと、こちらはぐうの音も出なくなる。

津金さんが示すこれらの数値は、何を基に算出されているのだろうか？

14万人を5年ごとに追跡調査

「先ほどの数値は、**〝多目的コホート研究〟**によって分かっているデータです。コホート研究とは、簡単に言うと長期にわたる観察型の疫学研究のこと。1990年からスタートした大規模な調査で、**全国11地域、14万420人**を対象に調査を続けています。飲酒、食事、喫煙、運動といった生活習慣が、生活の質（QOL）や疾患にどう影響するのか。そ

飲酒と糖尿病罹患に関する統計リスク

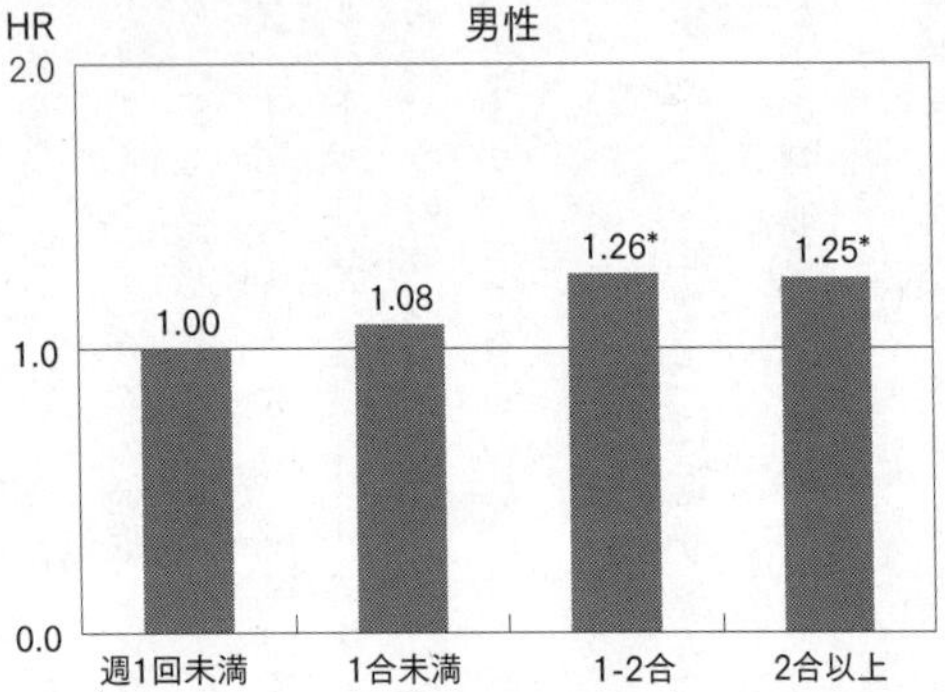

40歳～59歳の男女各1万5000人を10年間にわたって追跡した調査結果。男性の場合、1日当たりの飲酒量が日本酒換算で1合を超えると糖尿病の罹患リスクが高かった。対して女性の場合は、むしろリスクが低かった。（Waki.K.et al. Diabet Med. 2005;22:323-331）

の関連について特定の集団を観察し、統計学を用いて検証する研究です」

初めて耳にする人も多いと思われる「多目的コホート研究」。この研究によって科学的に裏付けのあるエビデンスが得られることで、日本人に適した生活習慣、健康維持に必要な要素が明らかになっていくのだ。

飲酒の習慣を調査する項目では、飲酒の「頻度」「酒別」「量」について、5年ごとに同じ形式の質問に調査参加者たちが回答する。こうして14万人の追跡調査によって、飲酒と疾患発症との関連が明らかになってきた。

「例えば、左党の皆さんが気にして

いる『糖尿病』でいうと、飲酒機会が『週１日未満の人』のリスクを１とした場合、男性では１日当たりの酒量が『１合以上』（エタノール量で週１５０グラム超）になると、リスクがやはり上がります」

……やっぱり。

飲めばリスクの上がる疾患、下がる疾患

一方、国民の三大疾病とも呼ばれる「心疾患」「脳卒中」「がん」についてはどうだろう？

「酒を飲まない人の発症リスクを１として比べると、**虚血性心疾患については、面白いことに飲酒量が増えるほどリスクが１を下回っています**。対して、全脳卒中では、週当たり３００グラムを超える総エタノール量を摂取すると発症リスクは上がっていきます。適量の飲酒であれば、**血管系イベント全体で見れば発症リスクは高くなく、むしろ低いと言えます**」

「これは朗報！」とガッツポーズをしたいところだが、喜ぶのはまだ早い。

「残念ながら、『飲酒量』と『**がん全体**』のリスクの相関を見ると、飲酒量が増えるほど、

飲酒量と循環器疾患発症に関する統計リスク

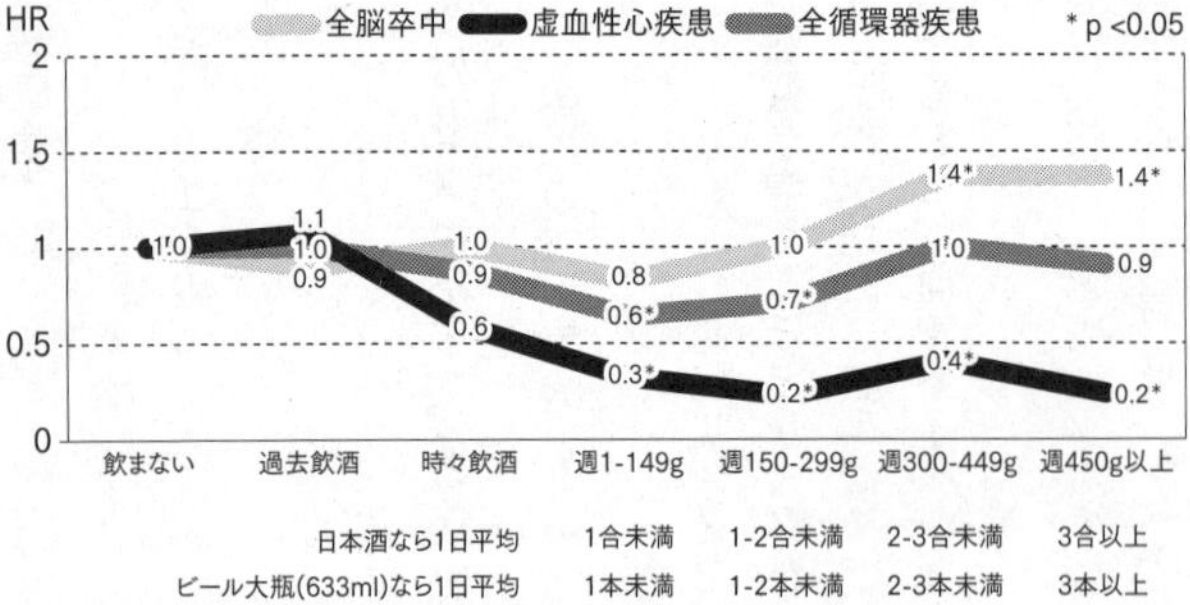

40～69歳の男性1万9000人を10年間追跡した調査。「酒を飲まない」をリスク1として比較した場合、「全脳卒中」では1週間当たりの純アルコール摂取量が300グラムを超えるとリスクが高かった。対して「虚血性心疾患」に関してはリスクが低かった。(Ikehara S.et al. Alcohol Clin Exp Res.2009;33(6):1025-1032)

罹患するリスクが高まることが分かっています。国際的な因果関係評価では**『口腔』『咽頭』『喉頭』『食道』『大腸』『乳房』**のがんについてはリスクになるのが確実とされています。この傾向は日本人も例外ではありません」

やっぱり必要な「休肝日」

では、何に気をつければ、健康を維持しつつ、酒を飲むことができるのだろうか？　ここでも多目的コホート研究から明らかになってきたことがある。それがズバリ「**適量飲酒**」と「**休肝日**」である。

「またか……」とうんざりするかもし

飲酒量とがん全体の罹患リスクとの関連

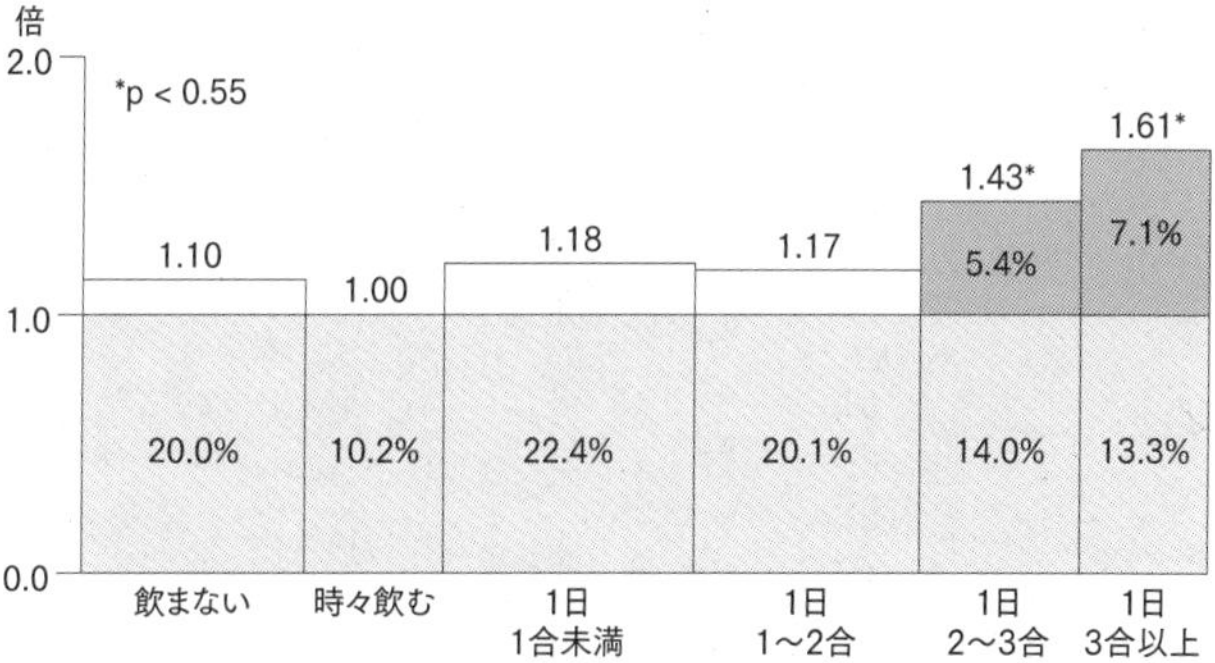

40〜59歳の男性3万5000人を9〜12年間追跡した調査。「時々飲む」を1として比べると、酒量が増えるにつれてがんの発症率が高かった。「1日2合以上の飲酒を避ければ、防げるがんの割合は12.5％」と報告されている。（Inoue M,et al. Br J Cancer. 2005;92:182-87）

れないが、津金さんの説明を聞けば、それがいかに大切なことかが分かるだろう。

「研究結果を見ると、純アルコールに換算して、日本人にとっての適量は、日に20グラムということが分かります。酒類に置き変えると、**ビールなら中瓶１本**（５００ミリリットル）、**日本酒なら１合、ワインならグラス２杯程度**（約１８０ミリリットル）です。これだけを聞くと〝それだけ？〟と思われるかもしれませんが、週に換算して約１５０グラムまで飲めると考えれば、決して少ない量ではありません。１日当たりの総量を気にするよりも、週当たりの総量として見直せばいいのです」

そこに加えて大事になるキーワードが「休肝日」である。

毎日の晩酌が何よりの楽しみである人にも、休肝日を設けることで、健康維持のために、そしてカラダを思いやるためにも必要な配慮になると津金さんは言う。

「たとえ少量であっても、毎日アルコールを飲めば、肝臓はアルコールをアセトアルデヒドに分解する作業を繰り返します。〝毒〟であるアルコールを日課のように分解するとなれば、細胞にはやはり大きな負担。例えば、1週間当たりの純エタノール摂取量が450グラムを超す男性の場合、休肝日が『ない人（週5～7日飲む人）』は、『ある人（週1～4日飲む人）』に比べ、**1・8倍の死亡リスク**になる（Am J Epidemiol. 2007;165:1039-46)。1週間の〝飲み計画〟を立てて、**2日以上の休肝日**を設け、エタノールの摂取量は150グラムを超えないようにする。多少のリスクを受け入れるとしたら300グラムまでを上限とする。これがコホートから分かった最善策です」

「今日はおあずけでも、明日は飲めると思えば、休肝日もそうつらくはないはずだ。

ビタミンB群が疾患リスクを下げる

さらに研究では、日々口にする食事に留意すれば、疾患のリスクがさらに低くなる可能性が示されている。

「**野菜**と**果物**をよく摂取する人たちでは、例えば**食道がん（男性の扁平上皮タイプ）**のリスクが低くなる結果が報告されています。飲酒習慣のある人は、これらの食材を積極的に取るように心がけるといいかもしれません」

津金さんによると、飲酒習慣がある人においては、ビタミンB群の中でも特に「**ビタミン**B_6」をたくさんとっている人たちについては、大腸がんや心筋梗塞などの疾患のリスクが低かったという。ビタミンB_6を多く含む代表的な食材は、**レバー、マグロやかつおといった赤身の魚**に多く含まれる。

「もちろん、だからといって特定の食材や栄養素をとれば、疾患のリスクを下げるという単純なものでもない。生活習慣病の要因にも関わる『塩分』『糖質』を控えること、さらに偏りのないバランスのいい食事をとることが大事。酒とともに食べるおつまみなどにも気を配る必要があります」

一方、食に並んで、心がけたいのが定期的な運動習慣である。14万人を調査した結果では、**運動習慣のある人は、三大疾病にかかるリスクが低かった。**さらに、定期的に運動している人は酒量が意外に少なく、「適量飲酒」派でもあるそうだ。

ちなみに、酒にかかわる生活習慣や嗜好品との組み合わせでは、「**喫煙**」が最悪であることは言うまでもなかろう。コホート研究からも、喫煙の習慣がある人では、酒量が増えるに従って、がんなどの疾病リスクも著しく上がっていくことが分かっている。

飲酒は適量を守り、休肝日を設け、食生活に留意して、適度な運動をする。これが14万人を対象に、長期にわたって追跡を続けた結果から導かれた、「健康であり続けながら、長く、楽しく酒と付き合い続ける」ための秘訣だ。

「酒は百薬の長」はあくまで〝条件付き〟

答える人：樋口進さん
久里浜医療センター

「酒は百薬の長」

そんな言葉が昔からあるように、酒は適量摂取なら健康効果があると考えられてきた。まさに、左党にとっては印籠のような言葉になっているといってもいいだろう。「酒を飲まないより、飲んでいるほうがカラダにいい」と勝手に解釈し、飲む言い訳にしている人も多いのではないだろうか。

この「適量の飲酒は長生きにつながる」ことを裏付けるデータがある。専門用語で「**Jカーブ効果**」と呼ぶものだ。飲酒量を横軸に、死亡率を縦軸にとると、グラフの形状が「J」の字に似ることからそう呼ばれている。

つまり、適量を飲む分には死亡率が下がるが、一定量を超えてくると、死亡率が上がってくるというものだ。このグラフは、酒の健康効果を示す図としてさまざまなシーンで登場するので、左党はもちろん、そうでない方も少なからず目にしたことがあるのではないだろうか。

かく言う私もそうで、酒を飲む際の安心材料の一つとして、ありがたく崇めている。

しかし、ふと冷静になって考えてみると、このJカーブ効果は、実際のところどうなのだろうか。死亡率が下がるというのはもちろんだが、すべての病気、すべての人に対して同じ傾向を示すのだろうか。世の中には、例えば高血圧などの持病を抱えている人は多いし、アルコールに対する耐性が強い人もいれば弱い人もいる。男女差、年齢などなど、考え出すときりがない。

国立病院機構久里浜医療センターの名誉院長の**樋口進**さんに話をうかがった。

Jカーブ効果はすべての病気に言えるものではない

「結論から言いますと、コホート研究などにより、飲酒と**総死亡率**についてはJカーブ効果が認められています。ただし、すべての疾患に対して当てはまるわけではありません。つまり、病気によっては、少量の飲酒でも悪影響を及ぼす可能性があります。少量の飲酒

アルコール消費量と死亡リスクの関係（海外）

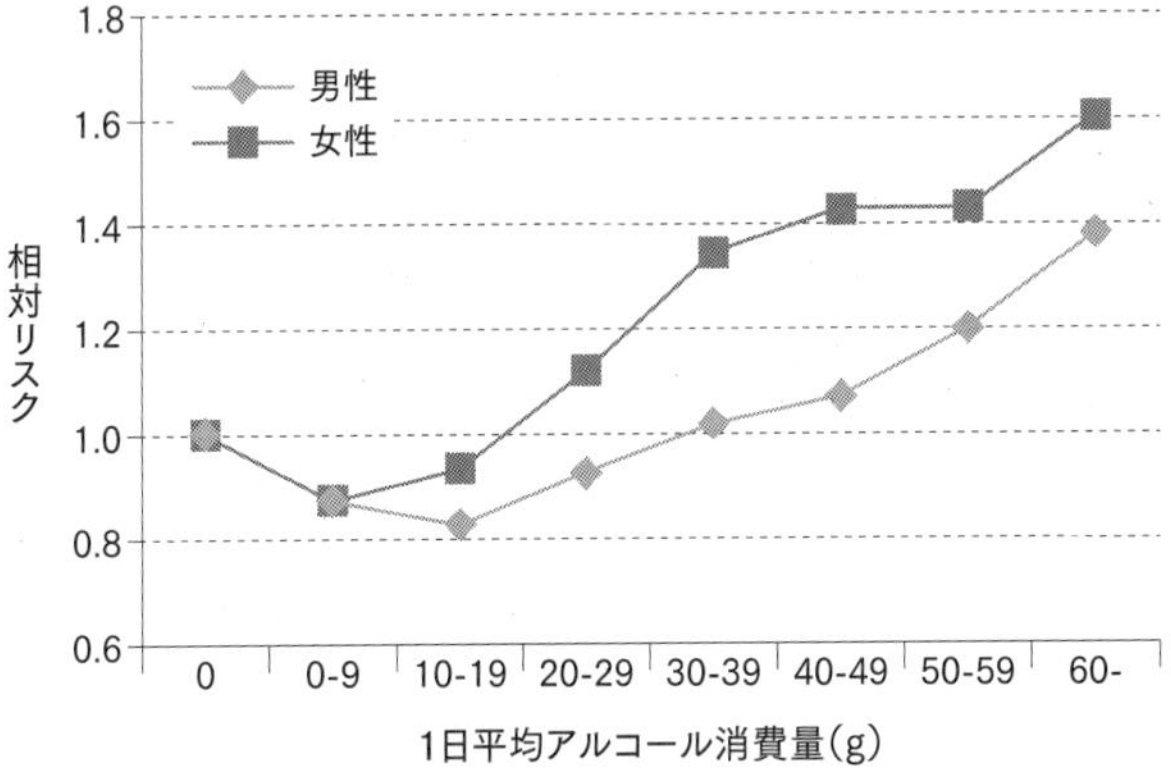

海外の14の研究をまとめて解析した結果。適量を飲酒する人は死亡リスクが低い傾向が確認できる。（Holman CD,et al. Med J Aust. 1996;164:141-145）

がすべてに対していい効果が出るというわけではないのです」

コホート研究とは、一般住民の集団を対象にした長期にわたる観察型の疫学研究のことだ。樋口さんによると、飲酒量と健康リスクについては、欧米や日本で研究が進められており、飲酒量と総死亡について「Jカーブ」の関係にあることが示唆されているそうだ。「欧米人を対象とした14の研究をまとめて解析し、1996年に発表された報告では、男女とも1日平均アルコール19グラムでの飲酒者の死亡リスクは非飲酒者より低くなっています（Med J Aust. 1996;164:141-145）」

国内でも、大規模コホート研究により、適量飲酒が死亡リスクを低下させているという結果が出ている(Ann Epidemiol. 2005;15:590-597)。これは国内の40～79歳の男女約11万人を9～11年追跡した結果で、総死亡では男女ともに1日平均23グラム未満（日本酒1合未満）で最もリスクが低くなっている。

このような国内外での報告から、「適量飲酒は死亡率を下げる」ということが通説となっているわけだ。なお、樋口さんは次のように補足する。「コホート研究の結果によって、少量飲酒者の死亡率が低いという結果が出ていることは確かです。しかし、これは飲酒との因果関係を示すものではありません」。また、「Ｊカーブ効果が認められているのは、先進国の中年男女だけ」だという。

高血圧、脂質異常症などは少量飲酒でもリスク

先ほど樋口さんが話したように、Ｊカーブ効果が認められるのは、ある一定の疾患に限られるという。

私はこれまで、「酒は百薬の長」で、「適量飲酒はカラダにいい！」と長年信じてきたが、樋口さんの一言でかなり怪しくなってきた……。では一体、少量飲酒であってもリスクが

アルコール消費量と死亡リスクの関係（国内）

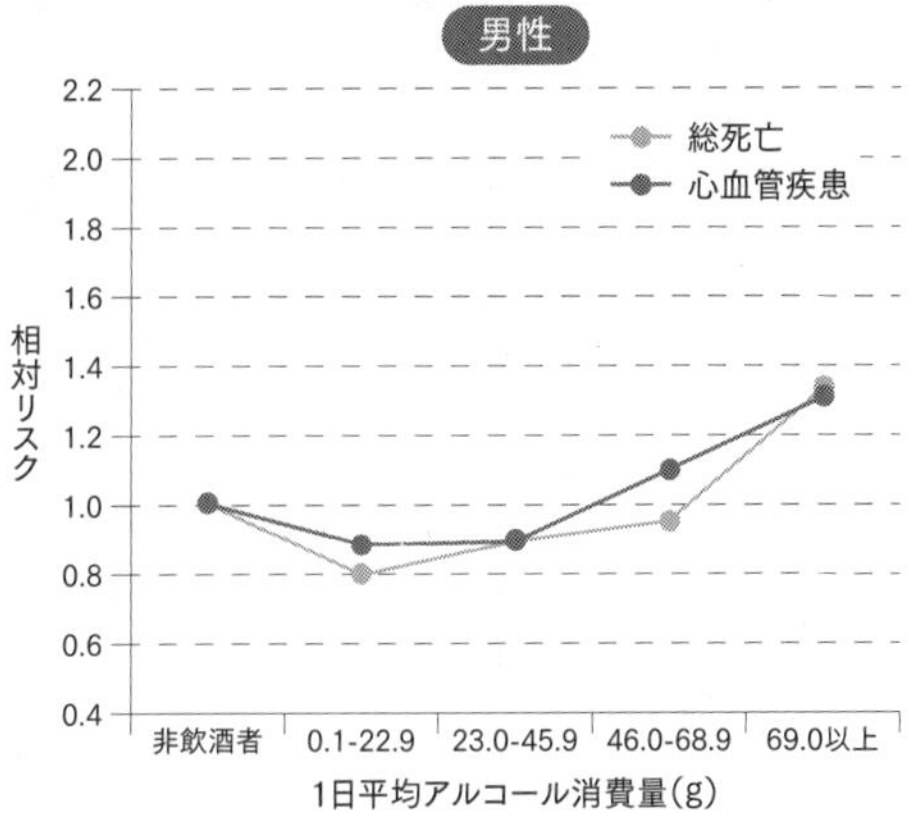

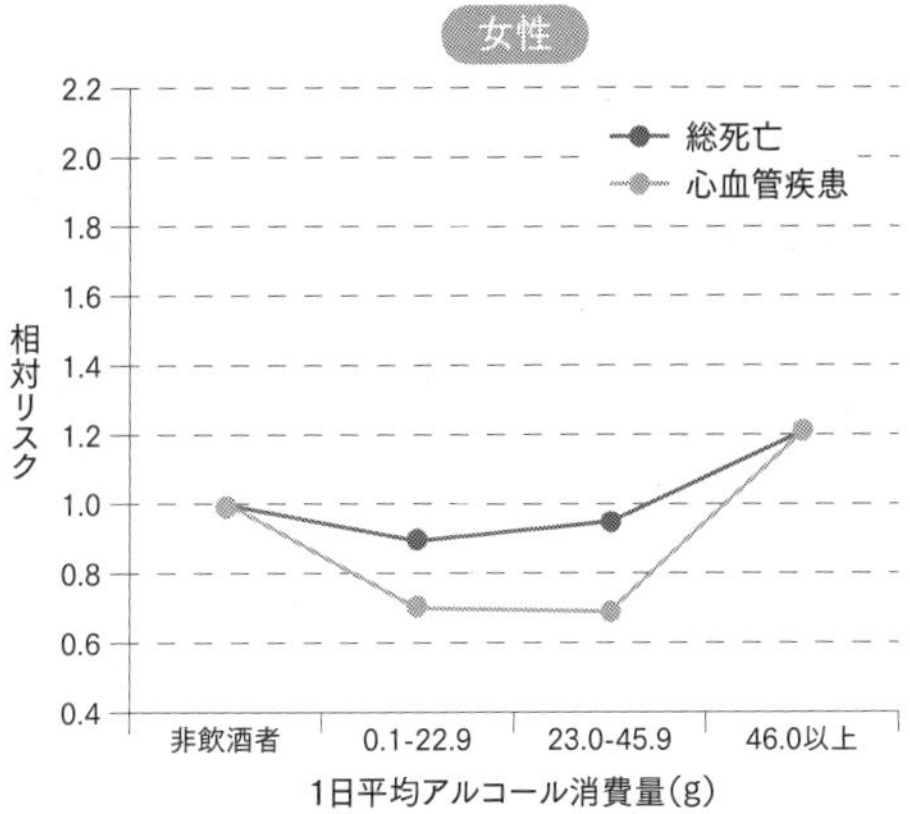

国内でのコホート研究では、総死亡と心血管疾患による死亡のリスクが、適量の飲酒により低下する傾向が確認されている。（Ann Epidemiol. 2005;15:590-597）

高くなるのはどんな疾患なのだろう。

「少量飲酒であっても、リスクが上がるのは主に**高血圧、脂質異常症、脳出血、乳がん（40歳以上）**などです。これらの疾患は、飲酒量に比例してリスクは直線的に上がっていきます。つまり、**少量でも飲酒すればリスクは上がります**。乳がんは遺伝的な要素が強い疾患ですが、それでもアルコールを飲まないより、飲むほうが罹患リスクは上がります。**肝硬変**の場合は、指数関数的な傾向を示します。飲酒量が増えるとリスクが上がるのは同じですが、少量の場合のリスクの上がり方は穏やかで、**ある水準を超えると一気にリスクが高くなります**」

樋口さんの挙げる疾患名を聞いて、恐れおののく。高血圧も脂質異常症も乳がんも、いずれもミドル以上におなじみの病気だ。しかしそうであれば、なぜ全体の死亡率については、「適量の飲酒でリスクが低くなる」という傾向が見られたのだろうか。

「上のグラフにあるように、**心筋梗塞**や**狭心症**などの**虚血性心疾患**、**脳梗塞**、**2型糖尿病**などは、少量飲酒によって罹患率が**下がる傾向**が見られます。そして、**心筋梗塞などの心疾患が死亡率に及ぼす影響はとても大きい**のです。つまり先に挙げた少量飲酒によってリスクが上がる疾患より、心疾患などリスクの下がる疾患の影響が大きいために、全体の総死亡率としては、Jカーブのパターンになっているのです」

このほか、樋口さんによると、（高齢者の）認知機能低下についても、発症するリスクが低くなることが確認されているという。

なるほど、そういうことだったのか。では、これらの結果をどう受け取り、飲酒をどうしていけばいいのだろうか。

「高血圧、脂質異常の持病を持った方、肝機能の数値がおもわしくない方、乳がんに罹患した人が身内にいる方などは、少量飲酒でもリスクが高まるわけですから、通常の方より飲酒量を抑えるように注意したほうがいいのは確かです。

とはいえ、飲酒はコミュニケーションツールであり、日常のストレスから解放してくれる楽しみの一つでもあります。例えば**高血圧の方が飲酒量を抑えたほうがいいのは確かですが、過度に神経質になる必要はありません**」

注意するに越したことはないが、過度に神経質になりすぎることはない。これを聞いてちょっとホッとする。ムチャ飲みせず、楽しむ程度にたしなめば、酒は決して怖いものではないのだ。

飲酒量とリスクの関係のパターン

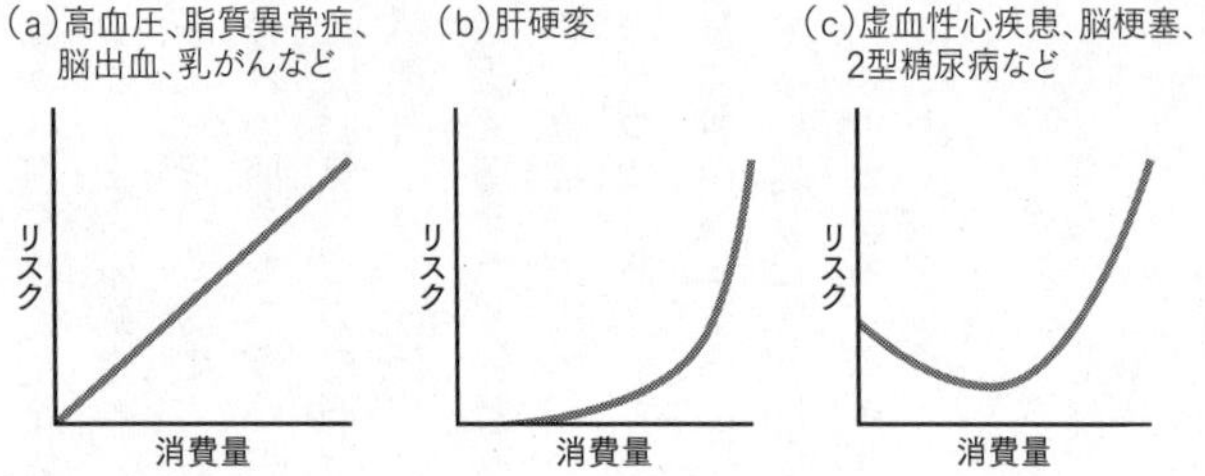

酒を飲んで顔が赤くなる人は注意

ここまでの説明で、飲酒によるリスクが病気により異なることはよく分かった。では、アルコールに対する耐性が弱い人、つまり酒を飲んですぐ顔が赤くなる人はどうなのだろうか。

「アルコールを飲んで顔が赤くなる人、つまり生まれつきアルコールの分解能力が低い人は注意が必要です。こうした体質の人は飲酒によって**食道がんなどのリスクが高まる**ことが分かっています。飲酒量は、飲める人に比べて抑えたほうがいいでしょう」

さらに、樋口さんによると、リスクがより高いのは**高齢者**なのだという。

「高齢者はアルコールを分解するスピードが遅く、体内の水分量も少ないため、**血中アルコール濃度が高くなりやすい**からです。持病を抱えている人が多いですしね。

また、飲酒時の**転倒リスク**も高まります。これが原因で骨折して、寝たきり生活になってしまうというケースも少なくありません」

高齢者の飲酒は、さまざまなリスクとの背中合わせということか……。私はまだ高齢者に分類されるに至ってないが、確かに年齢を重ねるごとに、酒が抜けにくくなっているのは事実。樋口さんの言葉がザクザクと突き刺さる。

「結局、飲まないに越したことはないの？」と悲観的になってしまいそうだが、樋口さんは「無理に断酒することはない」と話す。飲み過ぎの人は飲む量を減らすことから始めてほしいという。

「アルコール健康障害で病院を訪れる患者さんにも同じことが言えるのですが、習慣化している飲酒をいきなり断つことはストレス以外の何ものでもありません。『飲酒をやめなさい』という上から目線の指導は逆効果です。ではどうしたらいいか？　それは〝**無理のない範囲**〟で量を減らすこと。その量も本人が決めることが大切です」

少しでもいいから減らす！　記録をつけよう

「よく飲酒量の目安として、男性の場合、アルコール換算で20グラム程度（ビール中瓶１

本、日本酒なら1合程度）などと言われますが、いつも飲んでいる量をいきなり3分の1や2分の1に減らせと言われてもなかなかできません。ですから、目標をつけて、少しでもいいから減らすことが大切です。酒の量を多少減らしただけでも、リスクは確実に下がります。

例えば、1日に焼酎を2合飲むのが通例なら、1・5合に減らすといった具合に小さな目標を設定するのです。そして、さらに大切なのが目標をクリアできたら手帳にマルをつけること。すると、自然と飲む量を頭でモニターするようになります。そうした日々の小さな成功体験を重ねることで、飲む量は自然と減っていきます」

ダイエットにも言えることだが、飲酒においても「**レコーディング（記録）する**」ことで飲酒量を減らす成功率はアップする。また樋口さんによると、「**周囲に公言する**ことも効果的」だという。公言してしまった手前、やらずにはいられなくなるからだ。

なるほど、断酒はできなくとも、これだったらすぐにでも実践できそうだ。

前述のように、アルコール摂取の適量は、男性なら純アルコール換算で20グラムだが、女性は半分の10グラム（ビール小1缶）程度だ。「す、少ない……」と思う方も多いだろう。左党にとって、この量を守るのはかなりハードルが高いが、飲み過ぎの自覚がある人は、この量に少しでも近づこうとする努力はしたほうがよさそうだ。

しかし、量を減らしたり、休肝日を作ったりすると、やってしまいがちなのが「**どか飲み**」。「昨日、休肝日だったから倍の量を飲んでも大丈夫」と自分に都合のいい言い訳をつけてしまう人もいるだろう。

「適量である20グラムを1週間続けるのと、1日にまとめて140グラムを飲むのとでは、後者のほうが数段、カラダに負担がかかります。休肝日をつくりつつ、まとめてどか飲みするのではなく、日々適量を守ることが大切です」

樋口さんによると、そもそも休肝日という言葉は日本だけのものだという。「欧米では肝臓を休めるというよりも、アルコールに依存しないために飲まない日を作るという考え方をします」

地道に毎日、適量を守る。飲み過ぎの人は少しずつでも量を減らす……。

結局のところ、さまざまな疾患のリスクを減らすには、これ以外の得策はないようだ。といってもJカーブのからくりを知ってしまった以上、少量、適量であっても安心はできないということを心しておかねばならない。「酒は百薬の長」という言葉は、あくまでも条件付きなのだから。

顔が赤くなる人、ならない人は何が違う?

答える人:垣渕洋一さん
成増厚生病院東京アルコール医療総合センター

世の中には酒を飲んで赤くなる人と、赤くならない人の2通りのタイプがある。ビールをグラスに半分飲んだだけで、顔が桜色に染まる女性を見ると、「ああ、なんて艶っぽいのだろう」とうらやましくなる。

私の場合、年に数回くらいは赤くなるものの、赤くなるまでの量が普通の人の倍以上だったりする。

顔が真っ赤になり、「もう飲めません」と言えば酒を注ぐほうも納得するのだろうが、私の場合、全く変わらないので、「まだ飲めるだろう」と思われるらしく、本人は「マックスぎりぎりの状態」だというのに、グラスが空になるとすぐに酒をつがれてしまう。そんなこんなで毎度飲みすぎてしまうのだ。

顔が赤くなる人、ならない人との差は一体なんなのだろうか？ 経験上、**酒に強い人は顔色が変わらない人が多いように感じる。**だが、顔が赤くなる人でもいける口の人もいる。酒の強弱と、顔が赤くなる、ならないは必ずしも一致しないように思う。

顔が赤くなるのは、もしかしたら体から発信される何らかのサインなのではないのか？ 成増厚生病院の副院長で、東京アルコール医療総合センター・センター長の**垣渕洋一**さんに聞いた。

憎っくき「アセトアルデヒド」が原因！

「お酒を飲んで顔が赤くなり、さらには血圧が上がったり、冷や汗をかく、動悸がするなど、複合的な症状を**フラッシャー**と呼びます。顔が赤くなるのは、体内でアルコールが代謝される際に発生する**アセトアルデヒド**の毒性が大きな原因です」と垣渕さんはいう。

「アセトアルデヒドの作用で、顔などの毛細血管が拡張されることで赤くなります。さらに、アセトアルデヒドは交感神経の刺激作用がとても強力です。これにより脈拍が上がり、その結果として血圧が上がり、冷や汗が出る、筋肉が緊張するなどの症状が引き起こされるのです。これがフラッシャーの原因です。さらにアルコールが本来持つ血流を促す作用も手伝って、顔の赤さが助長されるというわけです」

二日酔いの原因ともなる憎っくきアセトアルデヒドが、顔が赤くなる原因を握っていたわけか。ちなみにフラッシャー状態が慢性化し、鼻や頬の一部が飲んでいないときでも赤くなる症状を「**酒《しゅ》さ**」と呼ぶ。いわゆる「酒焼け」といわれる状態だ。

酒を飲めば誰もが体内にアセトアルデヒドが発生するのに、なぜ私のように赤くならない人もいるのだろうか？

「実は顔が赤くなる、ならない人の差には、アセトアルデヒドを分解する**アセトアルデヒド脱水素酵素（ＡＬＤＨ）**が大きく影響しています。ＡＬＤＨの一つである**ＡＬＤＨ２**の活性は、その人の遺伝的要素によって決まります。ＡＬＤＨ２の活性には人によって生まれつきの強弱があり、３タイプに分類することができます」

アセトアルデヒド脱水素酵素の活性がカギ

体内に入ったアルコールの約9割は肝臓で代謝される。その際、アルコール脱水素酵素によって、アルコール（エタノール）はアセトアルデヒドに分解。その後、「アセトアル

ALDH2活性の3タイプとアルコールの強さ

活性タイプ	アルコールの強さと顔の赤くなりやすさ	出現率		
		白人	黒人	黄色人種（日本人）
活性型（NN型）	アルコールに強く、顔は赤くならない	100%	100%	50%程度
不活性型（ND型）	アルコールに少し強く、顔は赤くなりやすい	0%	0%	40%程度
失活型（DD型）	アルコールに弱く、顔はすぐ赤くなる	0%	0%	10%程度

デヒド脱水素酵素」（英語の略称はALDHで、1・2・3の3つの型がある）により、アセトアルデヒドは無毒な酢酸になり、肝臓から排出される（79ページ参照）。このALDHのうち、ALDH1とALDH3は個人差が少ないが、ALDH2は個人差が非常に大きく、その差が酒に強いか弱いかを決めるカギを握っているのだ。

ここでALDH2活性の3タイプの違いを知っておこう。

ALDH2が安定で正常な動きをするのが**「活性型」**（NN型）」。両親から、分解能力が高いとされるN型を受け継いだ人だ。自他ともに認める酒豪で、酒を飲んでも赤くならないノンフラッシャーがほとんど。

2つ目は**「不活性型**（ND型、低活性型と呼ぶ場合もある)」。分解能力が高いN型と、分解能力が低下したD型をそれぞれ引き継いだタイプで、全く飲めなくはないが、基本的には酒に弱くなる。普段からアルコールに親しんでない場合、顔も赤くなりやすい。

3つ目はALDH2が完全に失活した「**失活型**(DD型)」。両親からD型を引き継いだタイプだ。酒に弱いどころか、全く飲めないといったほうが正しく、ほとんどの場合がフラッシャー。奈良漬けを食べた程度でも真っ赤になってしまうのがこのタイプだ。

ちなみに、日本人などの黄色人種の場合、**活性型は50%程度、不活性型が40%程度で、失活型が10%程度**となっている。一方、白人や黒人はほぼ100%が活性型だ。

垣渕さんが、酒を飲んで顔が赤くなることと、ALDH2の関係性がよくわかる事象があると、こんな話をしてくれた。

「アルコール依存症の治療に用いる**抗酒剤**という薬があります。これを投与すると、ALDH2の活性がブロックされます。つまり薬の力によって、強制的に失活型にしてしまうのです。すると、たとえ活性型であっても、失活型同様、少量飲んだだけでも動悸が激しくなり、顔が真っ赤になります。抗酒剤を服用したアルコール依存症の患者が病院を抜け出して、コンビニなどでお酒を買って飲んでしまうことがあるのですが、すぐに真っ赤になるので、お酒を飲んだことがすぐわかります。真っ赤になるだけでなく、頭痛、嘔吐、めまいなどの非常につらい症状も出ます」

うーむ、抗酒剤のお世話にだけはなりたくないものだ……。

顔への出方には個人差があるので注意

こうした事例からも分かるように、酒を飲んで顔が赤くなることと、ＡＬＤＨ２の活性には強い関係があるのだ。だが、冒頭でも少し触れたように、お酒の強さ（ＡＬＤＨ２の活性）と、顔が赤くなることが一致しないケースがあるように思うのだが、これはどういうことだろうか。

「先ほど説明したように、顔が赤くなる原因は主にアセトアルデヒドにあります。このため、ＡＬＤＨ２の活性が高い活性型の人はノンフラッシャーがほとんどで、失活型ならフラッシャーが多くなります。ですが、**毛細血管への反応には個人差があり、必ずしも一致しないケースが見られます**。珍しいケースになりますが、失活型なのに顔が赤くならないノンフラッシャーの人もいます」

不活性型は食道がんにかかりやすい？

なるほど、顔が赤くなることと、ALDH2の関係性はおおむね理解できた。では、それぞれのタイプで気をつけるべきことはあるのだろうか？

「活性型はお酒に強い分、多量飲酒が常習化しやすいので、**アルコール依存症に陥りやすい傾向**にあります。失活型はともすれば重篤な状態になるので、**お酒を無理強いするのは厳禁**。酒席のノリでお酒を勧められても、『飲めません』とはっきり辞退しましょう。また先ほども触れたように、失活型でノンフラッシャーの方もいます。顔が赤くならないからといって、お酒を飲ませると急性アルコール中毒などの症状に陥ることがあります。注意してください」

垣渕さんいわく、「3つのタイプの中で**一番注意すべきは不活性型**」だという。

「不活性型でほどほどにお酒が飲めるタイプは『お酒は鍛えることで強くなる』を体現した方です。もともとALDH2活性が低く、アルコールには弱いのに、アルコールを飲み続け、アルコール代謝を繰り返すうちに、ALDH2の活性が徐々に高くなるのです。つまり、こういう方は、飲み続けることでアルコール耐性がアップしている状態にあります」

喫煙度合と飲酒への反応別に見た飲酒と食道がんのリスク

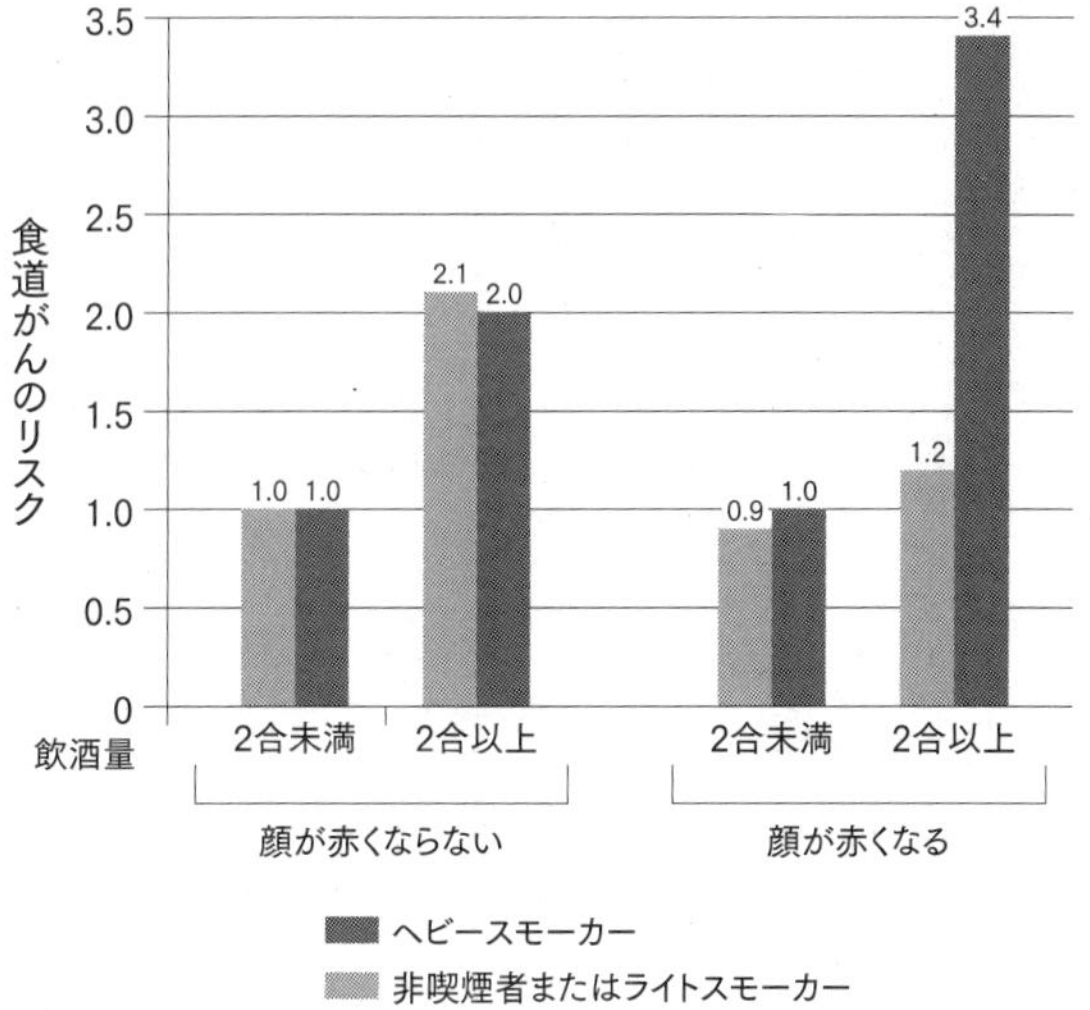

顔が赤くなる体質のヘビースモーカーは、飲酒量が増えると食道がんのリスクが高くなる。（国立がん研究センターの多目的コホート研究より。（Cancer Lett. 2009;275(2):240-6）

アルコールは基本的にALDH2によって分解されるが、大量飲酒をした場合、**薬物代謝酵素**も誘導され、アルコール代謝に寄与する。これが、いわゆる「**酵素誘導**」の仕組みである。垣渕さんによると「不活性型でも恒常的な飲酒を続けることによって酵素誘導が起こり、アルコールの分解能力が高まるので、顔も赤くなりにくくなる」そうだ。これだけを聞くと、「酒に強くなるのなら良いのでは？」と考えてしまうのだが、そんな単純なことではないらしい。

「もともと不活性型はALDH2の活性が低く、アルコール耐性が弱い。酵素誘導によってアルコール耐性がアップしたとしても、活性型に比べると酒も残りやすく、**アセトアルデヒドの毒性に長くさらされるというリスクがあります**。それによって**咽頭がんや食道がんの罹患率が高くなる傾向**が見られます。実際、私が勤務する病院でも、入院中の検査によって食道がんなどが発見されることがかなりの確率であります」

なお、国立がん研究センターの多目的コホート研究において、飲酒と食道がんには強い関連があるという結果が出ている。飲まない人に比べ、1日当たり1合から2合飲む人たちは2・6倍、2合以上飲む人は4・6倍高くなっている。

この研究では、顔が赤くなる体質との関係についても調べている。それによると、「**飲酒で顔が赤くなる体質のヘビースモーカーで、飲酒量が増えると食道がんリスクが高くな**

る」という結果が出ている。

遺伝子検査で自分のタイプを知るのが一番

失活型はまず自ら酒を口にすることがないにしても、酵素誘導によって酒が強くなった不活性型は特に注意する必要がありそうだ。だが、そもそも自分が「不活性型」かどうか分からなくては始まらない。

「**遺伝子検査**を受け、自分のタイプを知るのが一番です。自分では活性型と思っていても、実は不活性型だったりする可能性も大いにあります。がんのリスクを回避するためにも初期投資だと思って、専門機関などできちんと検査されることをお勧めします。最近では一般向けの遺伝子検査サービスでも分かります」

確かに、飲酒歴が長くなるほど、自己判断で活性型と思い込んでいる人も少なくなさそうだ。ＡＬＤＨ２の活性だけでなく、他の病気の罹患リスクや肥満の可能性を知るためにも、垣渕さんのいうように初期投資だと思って遺伝子検査を検討してもよさそうだ。

予算的に遺伝子検査が厳しい場合は、「**アルコールパッチテスト**」という手もある。やり方は実に簡単。脱脂綿に市販の消毒用アルコールを含ませ、上腕部の内側にテープで7

分間固定し、はがした直後と10分後に、脱脂綿が当たっていた肌の色でＡＬＤＨ２の活性を見るだけ。脱脂綿をはがした後、肌の色が変化しないのが活性型、10分後に赤くなるのは不活性型、直後に赤くなるのは失活型という判定になる。

ただ、先ほども説明したように、遺伝子的に失活型の人でも赤くならない人もまれにいるので、正確に自分のタイプを知りたい場合は遺伝子検査のほうが正確である。

「いずれの方法であっても、自分のＡＬＤＨ２のタイプを知ることは、がんをはじめとするアルコールによる疾患リスクを回避し、普段の飲み方を一考するきっかけになります。一度検討してみてください」

学生時代から、「やれコンパだ、一気飲みだ」を経験して、酒に強くなった左党も世の中には多いはず。だが、酒豪だと思い込んで飲みすぎ、がんのリスクを高めてしまっていたという事態は避けたいものだ。一方、酒に弱いのに顔が赤くならないため、上司などから酒を無理強いされて困ったという人もいるのではないだろうか。

こうした事態は自分のＡＬＤＨ２のタイプを知っていれば回避できるはずだ。お酒との付き合い方を決めるうえでも、「自分がどのタイプか」を把握するのはとても重要なのである。

ウコンで肝障害に！脂肪肝の人は要注意

答える人：浅部伸一さん
肝臓専門医

飲み会の前は**ウコン**入りのサプリやドリンク剤を飲む。多くの左党にとっては「常識」、いわば〝飲む前の儀式〟の一つといってもいいだろう。

私自身もウコン入りのドリンク剤を飲んでから酒を飲むと、酔いのまわり方が違うと感じるし、翌朝はいつもよりスッキリしているように思う。「ああ、やっぱりウコンのおかげだな」と改めてウコンのすごさに感心したりする。

ところが、2017年初めに、そんな悪酔いレスキューの助っ人であるウコンに効果がないという情報がネットをかけめぐった。単に噂レベルではなく、ネタ元が「Journal of Medicinal Chemistry」というアメリカの権威ある雑誌で発表された論文なだけに、ちょっとした騒動にもなった（J Med Chem. 2017;60:1620-1637）。

ただ、こちらの論文はウコンに含まれる**クルクミン**という成分の効果について検証したもので、論文の中身も薬効を否定しているわけではない。ネットのニュースでもその後、記事に補足がなされ、騒動は沈静化した。

話題になったこのウコン、実は、肝機能に問題がある人は控えたほうがいいという話を聞いた。脂肪肝の人などは悪影響が出る可能性があるという。日本人の成人の3人に1人は脂肪肝といわれている（74ページ参照）のだから、決して他人事ではない。

ウコンといえば、多くの左党が頼りにする存在なのに、控えたほうがいいのだろうか……。肝臓専門医の**浅部伸一**さんに聞いた。

ウコンによる肝障害が報告されている！

浅部さんは、「肝機能に異常がある人にウコンを勧めない理由は大きく2つあります。一つは、ウコンによる肝障害が報告されているからです。数ある健康食品や民間薬の中でもウコンについての報告が多いのです」と説明してくれた。

「日本肝臓学会が10年ほど前に、民間薬や健康食品など〝病院でもらった薬ではない〟

ものによる**薬物性肝障害**の調査を実施しました。薬物性肝障害とは、文字通りクスリなどを摂取したことにより肝臓がダメージを受けることです。この調査の結果では、多種多様な原因があったのですが、原因の中で一番多かったのがウコンだったのです。**ウコンによる薬物性肝障害は全体の24・8%と断トツで高い結果となりました**（肝臓2005;46(3):142-148)。これを受けて、肝臓専門医の間で、ウコンに気をつけたほうがいいという認識が定着したのです。

この調査では、死亡例も3件報告されています。そのうちの一つが、ウコンによる急性肝炎から多臓器不全になり死亡した例です」

なお、この日本肝臓学会の調査によると、薬物性肝障害を発症した人の中で、民間薬や健康食品を定期的に使用していた人は91%で、そのほとんどが毎日使用していたという。また、また発症するまでの使用期間は平均で約160日となったが、30日以内というケースも23・6%あった。

ウコンの根から煮出して飲んで入院

また、2013年に発表された「健康食品・サプリメントによる健康被害の現状と患者

民間薬や健康食品による肝障害の起因薬物

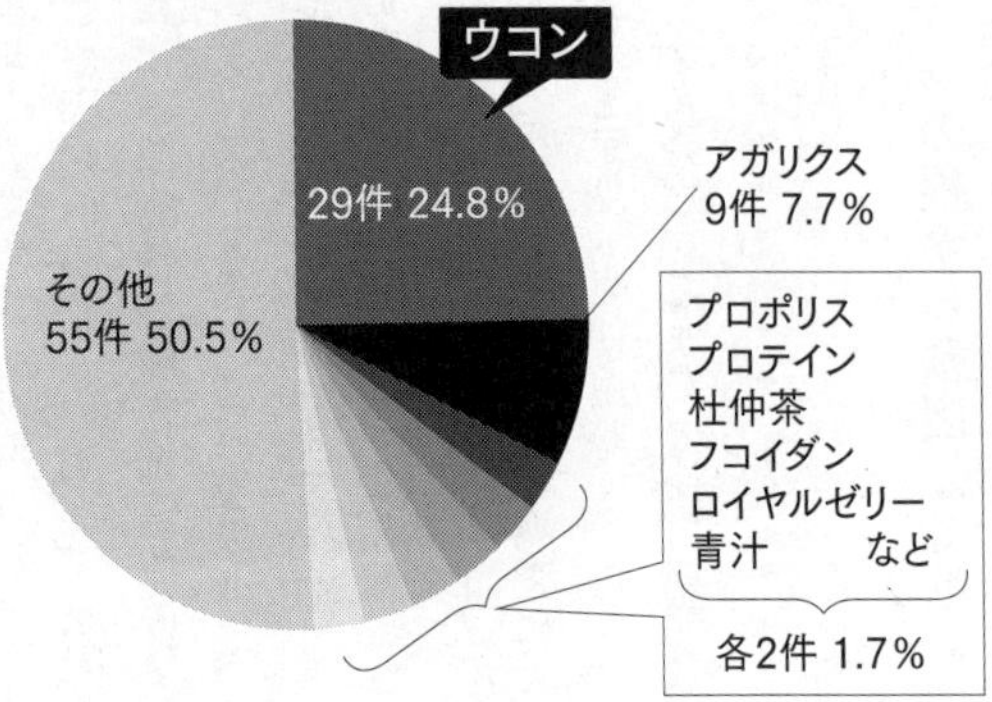

起因薬69種類、117件の中で、ウコンは29件とほぼ4分の1を占めた。（恩地 森一ら 肝臓 2005;46(3):142-148）

背景の特徴」でも、健康食品などに含まれる個々の成分での健康被害報告の中で、ウコンの報告数は3位にランクインしている（Jpn J Drug Inform. 2013;14(4):134-143）。

「肝機能を高める」と信じて飲んだはずのウコンが薬物性肝障害の原因の一つに……。こ、これは左党としては聞き捨てならない。

実際、浅部さんは、このデータを実証するような患者に接したことがあるという。

「私が勤務していた自治医科大学附属さいたま医療センターは、ほかの病院で原因を特定できなかった患者さんが訪れることが多くあります。肝機能障害を起こし、γ－GTPなどの肝機能値に大きな異常がある患者は、薬物性肝障害である可能性を常に頭に入れて診察します。実際、原因不明の肝障害の方を診察する際、私は患者に必ず3つのことを聞きます。それは『どんな処方薬を飲んでいるか』『サプリ、漢方薬を飲んでいるか』、そして『ウコンを飲んでいるか』です」

実際に先日も、外来で来た50代の男性で、ウコンが原因で肝障害を起こし、摂取を中断したところ数値が改善したケースがあったそうだ。

「この男性は入院することになるほど肝機能の数値が悪化していました。この方は、ウコンの成分が入ったサプリを飲むという方法ではなく、**ウコンの根の部分そのものを通販で購入して、自分で煮出して抽出して飲むという〝ハード〟な摂取方法をされていました。**ヒアリングでウコンを大量に摂取していたことが分かったため、摂取を中断していただきました。その後、数値が改善したため退院されました」

誰もがこうしたウコンによる薬物性肝障害を危惧しなくてはいけないのだろうか？

「薬物性肝障害は、肝臓に何らかの問題がある人に起こりやすいことが分かっています。ですから、注意が必要なのは、**脂肪肝**など肝機能に問題がある人、アルコールを常飲する習慣がある人などです。私はそうした方にはウコンは勧めていません」

含まれる「鉄」が肝臓に悪い？

また、脂肪肝などの人にウコンを勧めないもう一つの理由が、ウコンに含まれる「鉄」にあると浅部さんは話す。

「ウコンのサプリには比較的多量の鉄を含むものがあります。しかし、鉄の含有量が記載されていないものがあるのです。**鉄は一部の肝臓の悪い方に悪影響を及ぼすことが分かっています。**その代表が、C型肝炎や脂肪肝です。貧血予防に効果があることで知られる鉄ですが、摂取過多で肝臓に蓄積すると、フリーラジカル（活性酸素）を発生させ、肝細胞を傷つけ、炎症を悪化させます。**線維化**（73ページ参照）が進んで肝臓が硬くなるなどして、肝硬変や肝がんになる可能性も高まります。私のこれまでの治療経験では、脂肪肝の人の血液を調べると、ほとんどの人が鉄が過剰。このため、脂肪肝の人はウコンは制限したほうがいい。同じく鉄を含むシジミなども同様です。

鉄分は多く摂取したほうがいいと思っている方が多いと思いますが、それは女性の話です。月経のある女性は鉄分を補給する必要がありますが、**男性は鉄不足になることはまずありません。**中でも日常的にアルコールを常飲する習慣のある方や脂肪肝の方は、鉄過剰の傾向があるので注意が必要です」

「肝機能を高めるから」と信じ、積極的にウコンやシジミなどを摂取している人は少なくないはずだ。「肝臓にいい」「鉄分が豊富だから」とレバーを食べるようにしている人もいるだろう。そんな人にとって、この事実はかなりショックに違いない。もちろんご多分に漏れず、私も大打撃を受けている……。

過度な心配は不要だが……

結局、ウコンは飲まないほうがいいってことなのか、そこが知りたいところだ。

「肝機能障害がない健康な人が、コンビニで買えるドリンク剤をたまに飲む程度であれば、過度に心配する必要はありません。実際、飲酒30分前にウコンに含まれるクルクミンという成分を飲んだ人は、アセトアルデヒドの血中濃度の上昇が抑えられたという報告もあります（Biol Pharm Bull.2011;34(5):660-5)。『効く』という実感を持つ人が多くいるのは確かです。

ウコンによる薬物性肝障害の報告例が多いのは、ウコンがことさら危ないからではなく、**ウコンを飲んでいる人が多いから**だと推測されます。ただし、先に挙げたように、ウコンを煮出したり、ウコンを精製した粉を飲むなど、濃度が高いものを長期間、大量に飲むのは注意が必要です。健康食品などは、1回飲んだだけで問題が起こるというケースは少なく、継続的に飲み続けて肝臓を壊すケースがほとんどです。そして、肝臓に問題のある人、例えば脂肪肝の人などは避けてください。

ウコンに限ったことではなく、どの健康食品についても言えることですが、副作用が全くないものはまずありません。健康に不安のある方こそ、医師に相談してから飲み、飲み続ける場合は定期的な検査をされることをお勧めします」

たとえ健康食品であっても、自己判断で摂取するのは危険ということか。今はネットで一部ながら医薬品までもが購入でき、サプリメントはコンビニでも買える時代。それゆえ自己判断で「効く」と思ったものに安易に手を出してしまいがちだが、そこには常に危険が伴うことを忘れてはならない。

今一度、ウコンとの付き合い方も考えてみよう。

第4章

検証！ 酒にまつわる「なぜ？ ホント？」

水はすぐお腹いっぱいになるのにビールはなぜたくさん飲める？

答える人：松嶋成志さん
東海大学医学部

最高気温が35℃を超すような真夏になると、こんなときはビールでしょ、ビール！　というのが左党である。

拭っても汗がなかなか引かなくても、きんきんに冷やしたビールをごくっと飲めば、体の中がすーっと冷えてくる気がする。夏はやっぱりビールがおいしい。あまりにおいしすぎて、気づけば短時間で大ジョッキを3杯なんてこともざらである。

目の前に並んだ空の大ジョッキを見て、いつも疑問に思うのは「**どうしてビールはたくさん飲めるのに、水はたくさんは飲めないのだろう**」ということだ。

私の身長は１５２センチ。この小さいカラダの中に大ジョッキ７００ミリリットル×3

胃で吸収されるアルコールは５％程度

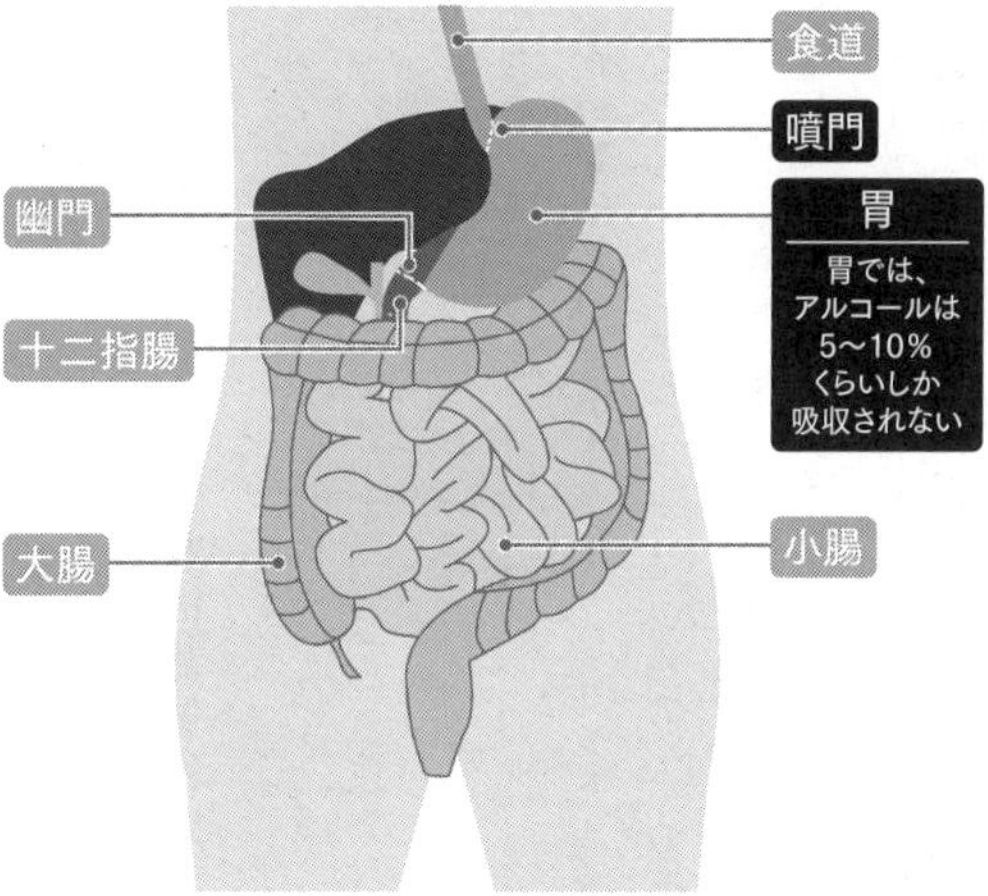

アルコールは胃でも吸収されるが、吸収される割合はせいぜい5〜10%程度。残りは小腸で吸収されるという。

杯＝２・１リットルがどう収まっているのかが不思議でならない。

一方、〝ただの水〟になると途端に飲める量が減り、私の場合ががんばって飲んでも１回３００ミリリットルがせいぜいである。周りの男性に聞いても、「がんばっても１リットルくらいかな」と話していた。

かねがね不思議に思っていたので、ネットで検索してみたところ、同じような疑問を持つ人は多いようだった。その疑問に対する答えとして「アルコールは胃で吸収されるからたくさん飲める」とも書いてあったが、本当だろうか？

そこで、左党の多くが抱くこの疑問を解明すべく、胃や腸などの消化器系のメカニズムに詳しい東海大学医学部教授の**松嶋成志**さんに聞いた。

胃からのアルコール吸収は数％程度だった

そもそも水はあまり飲めないが、ビールならたくさん飲めるというのは本当だろうか。

松嶋さんは、「実際にビールの飲める量を計測したわけではありませんが、葉石さんのようにビールだと大ジョッキで3～4杯程度飲まれる方がいらっしゃいます。一方で、水の飲める量については、『飲水試験』で検証されています。それによると、**人間が一気に飲める水の量はせいぜい1～1・5リットル程度**という結果が出ています（Am J Phosiol Gastrointest Liver Physiol. 2003;284:G896-G904）。もちろん個人差がありますが、ビールのほうが多く飲める人がいるというのは確かでしょう」と話す。

では、なぜビールだと多く飲めるのだろうか。ズバリ聞いてみた。

「アルコールが胃で吸収されるという側面は確かにあります。しかし、胃で吸収されるアルコールはせいぜい5～10％程度で、残りは小腸で吸収されます。ですから、その影響はわずかといえるでしょう。そもそもビールの大半は水分で、水分は胃では吸収されません。

つまり、ほとんどが胃に残ることになります。ですから、ネットなどに書かれている『アルコールは胃で吸収されるからたくさん飲める』という説は主たる要因にはなり得ません」

俗説は一部正しかったが、あくまで補助的な要因であるようだ。

「むしろ、アルコールには胃の排出機能を抑制する（胃の内容物を外に出にくくする）働きがあります。スイス・チューリッヒ大学などの研究などによって、**アルコール濃度が高くなるほど、胃の排出機能を抑制する作用が高まる**ということも分かっています（BMJ. 2010;341:c6731）。消化ホルモンの一種であるコレシストキニン（ＣＣＫ）の受容体を介した作用と考えられています」

なんと！　聞き捨てならぬ事実が！　ビールのアルコール度数はたかだか5％といっても、胃の排出機能を抑制する作用があることに変わりはない。うーむ、これでは、「ビールだったらたくさん飲める」どころか、「ビールはたくさん飲めない」ということになってしまうではないか。では、ビールならたくさん飲めるという現象の主となる要因は、一体何なのだろうか？

「ガストリン」が胃の排出効果を高める

松嶋さんによると、「明確な定説はまだありませんが、影響している可能性があると考えられているのが胃から分泌される『**ガストリン**』いうホルモンの存在です」という。

「胃の幽門（胃の出口）前庭部に存在するG細胞という細胞から、ガストリンというホルモンが分泌されます。ガストリンの主な働きは、**胃の運動の促進、胃酸分泌促進、ペプシノゲン分泌促進、胃壁細胞増殖作用、インスリン分泌促進作用など**です。さらにガストリンには、胃の入り口近くの部分の運動を抑制し、出口近くの運動を促進させる働きがあると報告されています（World J Surg. 1979;3:545-552）。これは、胃の中に多くの量をためこむことを可能とし、出口近くのものを押し出すのに役立つことになります。

ドイツ・エッセン大学などの研究によって、ビールにはガストリンの分泌を促進させる効果があることが明らかになっています（Gastroenterology. 1991;101:935-942）。ビールを飲むことで、胃の排出効果が高まり、結果としてたくさん飲めるという可能性が考えられます。

この研究によると、酵母の働きによって糖をアルコール分解して醸造する、ビールやワインなどの**醸造酒**に見られる効果で、醸造酒のなかでもビールの効果が高いようです。蒸留酒やアルコールを水で薄めたものでは、同様の効果は確認されていません。ただし、ガストリンの分泌を促す具体的な成分は特定されていません。醸造過程で出る何らかの揮発成分が関係していると考えられています（J Clin Invest. 1999;103:707-713）。このように、ガストリンが『ビールならたくさん飲める』要因になっている可能性はあります。また、アペリジンなどのビールに含まれる成分が、直接、消化管運動を促進させるという報告もあります（Alchol Clin Exp Res. 2007;31:pp9S-14S）」

なるほど、ガストリンの影響があるのは確かそうだが、現状ではまだ詳細は解明されていないのだ。今後の研究に期待したい。

炭酸がアルコールの吸収を促進する

松嶋さんによると、ビールに含まれる炭酸も、アルコールの吸収を促進させる働きがあるという。

「炭酸を含んでいるとアルコールの吸収率が高くなります。英マンチェスター大学などの研究によると、①ウォッカ（ストレート）、②ウォッカを水で割ったもの、③ウォッカを炭酸水で割ったもの、の３つのパターンで比較したところ、飲んだ後の血中アルコール濃度は、③の炭酸水割りが一番高くなるという結果が出ています（J of Forensic and Legal Med. 2007;14:398-405）。**アルコール分が低く、炭酸が含まれていると、アルコールの吸収率が高くなる**のです。

このことからも炭酸が含まれ、アルコール度数の低いビールが、他のアルコール飲料と比べ、アルコールの吸収率が高いということが考えられるわけです。とはいえ、ビールに含まれているアルコール分はたかだか5％程度で、残りの95％には関与できないので、主因とは言いがたいでしょう」

ちなみに、松嶋さんによると、ビールに含まれるコハク酸、リンゴ酸などには胃酸の分泌促進効果がある。旅館の夕食などに、梅酒やすもも酒といった、コハク酸、リンゴ酸を多く含有する食前酒が添えられているのも、胃酸の分泌を促し、胃の動きを良くするためである。宴の始まりにビールを飲むのは、喉越しよくグビグビ飲めるだけの話ではなかったわけだ。

ビールをたくさん飲める要因は、どうやら「ガストリン」にありそうだということは分かった。ただ、ビールならたくさん飲めるからと、立て続けに大ジョッキをかっぽかっぽ飲んでいれば間違いなく二日酔いになる。ビールには利尿効果もあるのでなおさらだ。自らも左党で、**学生時代には４人でビール20リットルを飲みほした**という松嶋さんも「ビールの飲み過ぎは翌日まで響きますね」と苦笑いする。

松嶋さんは「翌日つらい思いをしないためにも、水分をしっかりとってください」と念を押す。とはいえ、ビールはほとんどが水分だけあって、水をチェーサーにビールを飲むことはなかなか難しい。せめて、飲みの最後や帰宅してから、水を飲むことを忘れないようにしたい。

「飛行機での飲酒はキケン」はホント？

答える人：大越裕文さん
航仁会西新橋クリニック

「飛行機で酒を飲むと、いつもより酔っぱらう」

左党はもちろん、多くの人が感じているであろう「飛行機泥酔説」。私も飛行機でビールを飲んだとき、たった1缶しか飲んでいないのにいい気分になり、さらにはいつもほとんど変わらない顔色がいきなり真っ赤になったことがある。

普段、チェーサー代わりにビールを飲むような左党である私にとって、これはかなりの大事件だった。以来、飛行機で酒を飲むのは控えるようにしている。

しかしなぜ、地上よりも飛行機で飲むほうが酔いが早いのだろう？　単に旅気分が酔いを助長させているような気もするのだが……。

だた、飛行機での飲酒について調べてみると、いわゆる「**エコノミークラス症候群**」との関係性が指摘されていることがわかった。単に酔いやすいだけならまだしも、生死にかかわるとなると、これはもうただごとではない。

そこで、航仁会西新橋クリニック理事長の**大越裕文**さんに聞いた。

「飲まないことをお勧めします」

「飛行機に乗ると旅の解放感も手伝ってか、お酒が飲みたくなる方も多いと思いますが、飲まないことをお勧めします」

なんと！ やんわりとだが、いきなり飛行機での飲酒をストップされてしまった。飛行機での飲酒は、医師が注意勧告するほど危険なのだろうか？

「飛行機は離陸した後、高度1万メートル付近を飛行しています。飛行中、飛行機は空気を外から取り入れ、与圧装置で気圧を調節しています。飛行中の機内の気圧は0・8気圧前後、最大で0・74気圧まで下がり、これは富士山でいう5合目程度（2000〜2500メートル付近）に匹敵します。これ以上機内の気圧を下げると、高山病の発病率が高くなることがわかっているので、これを下回らないように調整しているわけです。

気圧の低下に伴い、酸素の分圧も減少します。具体的には、機内の酸素分圧も地上の80％程度まで低下します。わかりやすくいいますと、**1回の呼吸で体内に入ってくる酸素の量が、機内では地上に比べ2割減**るということです。そういう環境に身を置くと、呼吸や脈拍を上げて適応しようとしますが、それでも血液中の酸素濃度（酸素飽和濃度）も92〜93％と低酸素状態になります。酸素飽和濃度は、90％を切ると低酸素危険レベルとなります。つまり、機内では危険レベルの一歩手前の状態にあるわけです。この低酸素こそが、『いつもより酔いが早い』と思う要因の一つなのです」

低酸素状態では酔いのまわりが速い？

あくまでも俗説だが、機内で酔いやすい理由として、「機内は気圧が低いため末梢血管が拡張し、血液循環が促進されるので、アルコールがまわりやすい」「低酸素状態なのでアルコールを分解するための酸素が供給されず、アルコールの分解が遅れる」などといわれる。だが、大越さんによると、これらの説には医学的なエビデンスはまだないという。

では一体、低酸素状態に身を置くことで、体の中ではどんなことが起こっているのだろうか？

フライト中の酸素飽和濃度の推移

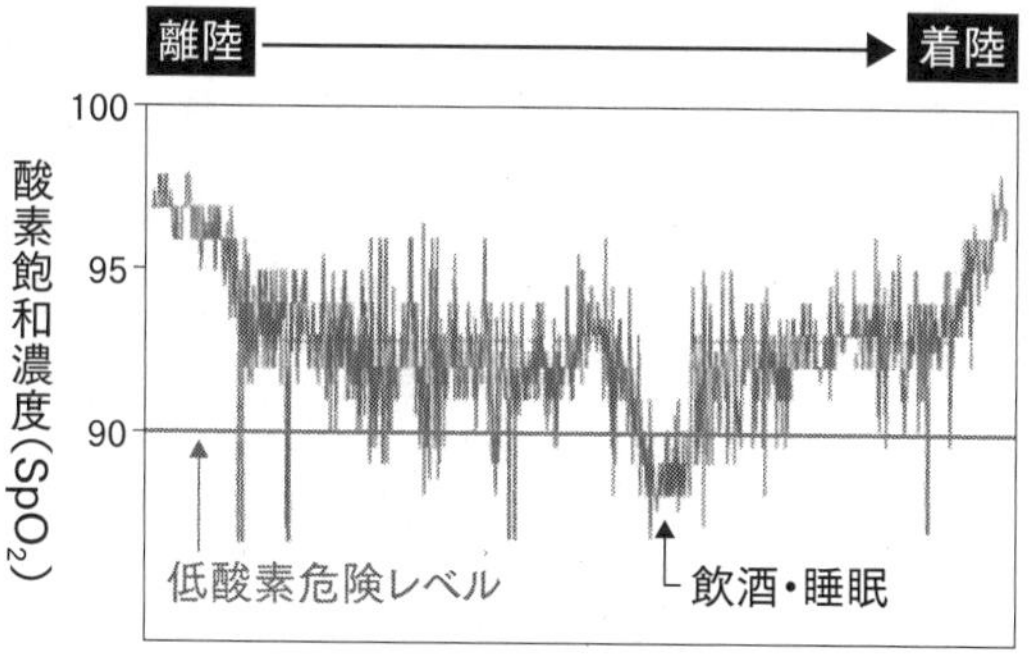

成田－バンコク間のフライト中の酸素飽和濃度の変化。大越院長自ら、パルスオキシメーターを装着して測定したデータ。

「脳は低酸素になるとパフォーマンスが落ち、判断力が鈍くなるなど、酔いにも似た症状が現れることがあります。そうした低酸素状態でお酒を飲むと、いつもよりアルコールの影響が強く出やすく、『酔いが速い』と感じるのです。これは血中のアルコール濃度が高くなるとか、アルコールの吸収が促進されるといったことではありません。

　単にアルコールが効きやすいだけなら大きな問題にならないように思われるかもしれませんが、**心臓疾患や糖尿病をはじめとする、血管に関わる持病を抱えている方は症状が悪化する可能性がある**ので、より一層の注意が必要です」

「お酒を飲んでさっさと寝る」は危ない

大越さんは実際に、成田－バンコク間のフライトで、自身にパルスオキシメーターを装着して酸素飽和濃度の変化を測定している。フライト中の酸素飽和濃度は平均して92・8％と、常に低酸素状態にあることが分かる。しかも、ところどころで低酸素危険レベルである90％を切っている。

さらにグラフをよく見ると、フライト半ばでいきなりガクーンと数値が下がり、低酸素危険レベルをしばらく下回っている部分があるではないか。どういう状態だったかと大越さんにうかがうと、「**ワイン2～3杯飲んで、就寝していた**」という。

「就寝時は、健常な状態の人でも呼吸が浅くなるため、覚醒時より低酸素状態になります。また、アルコールを摂取すると、低酸素に対する体の反応が鈍くなってしまいます。アルコールを飲んで寝てしまうと低酸素を助長することになり危険です」

海外旅行のように長いフライトの場合は「お酒を飲んでさっさと寝て、体を休める」のが基本だと思っていたのだが、**休めるどころか危険にさらしていたとは！**

しかも私の場合は、「酔って、即寝る」ために、アルコール度数の高いウイスキーやブランデーをストレートで飲んでいた。無知とはいえ、自分が呪わしい……。

さらに、低地（海抜１７１メートル）と高地（３０００メートル）におけるアルコール摂取前後の血液中の酸素濃度を比較した研究もある。これによると、高地では低地に比べて酸素濃度が低くなる。さらにアルコールの摂取後は低地、高地のいずれも酸素濃度が下がることが確認された（Ann Intern Med. 1995;122:925-927）。つまり、アルコールの摂取がカラダの低酸素状態をより助長していることを示している。

機内は湿度20％！ 猛烈に乾いている

大越さんによると、機内で怖いのは低酸素状態だけではないという。

「低酸素に加え、**機内の乾燥による水分不足**にも注意する必要があります。アルコールの利尿作用により水分不足が助長され、いわゆるエコノミークラス症候群などの健康問題を引き起こす可能性が高まります。

飛行機内は極めて乾燥しています。**フライト開始後30分も経つと機内の湿度は30％台に下がり、その後20％程度まで下がります**。適度な湿度と言われる40〜70％と比較すると半分以下です。乾燥している状態で、利尿作用があるアルコールを飲むと、血液中の水分が不足し、**血液はドロドロ状態**になり、血栓のリスクが高まるのです。それでなくとも機内

フライト中の機内の湿度と温度の変化

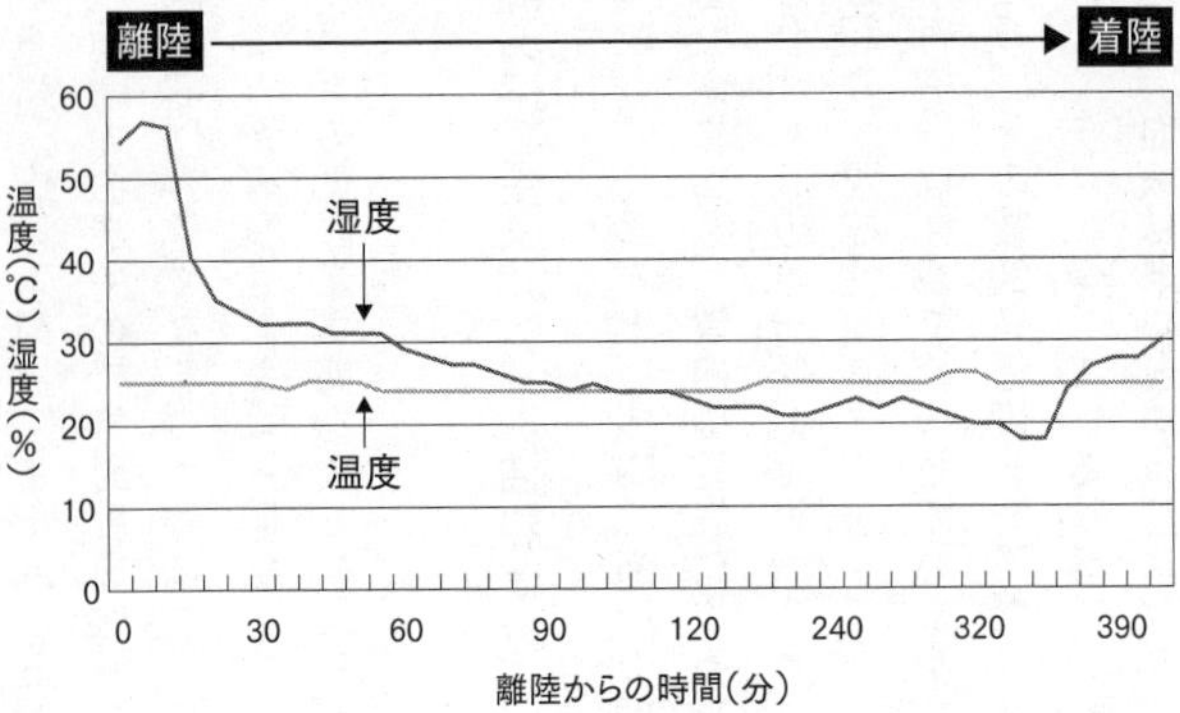

成田－バンコク間のフライト中の機内の湿度と温度の変化。温度はエアコンにより24℃程度に保たれる。一方湿度は、機外から換気で取り入れている空気の湿気が低いために、離陸後30分程度で30％台になり、その後2時間くらいで20％程度になる。

は同じ姿勢で長時間座っていることで、血栓ができやすいといわれています。

これが、『機内でのアルコール摂取がエコノミークラス症候群を引き起こす可能性がある』といわれる理由です。エコノミークラス症候群を避けるためにも、アルコールは控えたほうがいいでしょう。特に心臓病などの血管系の病気や生活習慣病をお持ちの方は注意が必要です。また、女性の場合、血栓リスクがあるピルを服用している方は特に注意が必要です」

確かに機内の乾燥は尋常ではない。肌だって、目だってパリッパリになる。そんな状況下になると、左党は「乾燥で喉が渇くからビールで喉を潤そう」

と考えがちだが、アルコールは水分補給どころか、脱水を助長してしまうのだ。

航空会社のホームページをよく見てみると、「アルコールは利尿作用があるため、尿が出やすくなってしまい、血液中の水分量が減少して、血栓ができやすくなってしまいます」という注意書きもあるではないか。

飲酒量はどのくらいに抑えればいいのか

だが、そうしたことを分かっていても、「やっぱり飲みたい」と思ってしまうのが左党の性。もし機内で飲むとしたら、酒量はどのくらいにすればいいのだろうか。

「できればお酒は避けていただきたいところですが、どうしてもお酒を飲みたいのであれば、量を減らしてください。あくまでも目安ですが、**日ごろの半分程度**にとどめておくのが賢明でしょう。また、アルコール度数の高いウイスキーやブランデーはストレートやロックで飲むとアルコールの影響が出やすくなるため、**水で割って飲む**ようにしましょう。気をつけたいのが、ビールやスパークリングワインなどの炭酸系。機内は胃腸の中の空気が膨張するので、ガス腹にならないようにするためにも、避けたほうが無難です」

ちなみに、「機内で飲むのがダメなら、乗る前に飲んじゃえ！」はアリなのかと大越さんに問うと、「気圧や湿度などの環境が変わる前に、お酒を飲んで酔っぱらうのはもってのほかです」と即却下されてしまった。確かにアルコールを摂取するのは同じ……愚問だった。

水分は1時間に100ミリリットル飲むべし

飲酒量を抑えるほかに注意すべきポイントはないのか。大越さんは、水分をこまめにとることを強く勧める。

「水分を多くとることがとても大切です。食事の水分量も含め、**1時間に100ミリリットル程度**摂取するように心がけましょう。個人差がありますが、体重1キロあたり2ミリリットルが適量なので、体重50キロで100ミリリットル、体重100キロなら倍の200ミリリットル程度とることをお勧めします。喉が渇く前に、こまめに水を飲むよう心がけましょう」

こうしたことに加え、血栓予防のためにも「長時間のフライトの場合は、足を曲げたり、伸ばしたりするなどの軽い運動をすることも重要です」と大越さん。女性の場合、弾性ストッキングを身に付けることも有効な手立ての一つだという。また、骨折などで足が固定されている場合は、事前に主治医に相談し、血栓の予防薬を処方してもらう方法もあるそうだ。

「色々と脅かしてしまいましたが、怖がることはありません。一番大切なのは『地上とは環境が違う』ということを意識すること。それさえ分かっていれば、無茶飲みして泥酔することはまずないでしょう。医師の立場からすれば、**飛行機を降りてから飲んでください**と言いたいところですが……（笑）」

長時間のフライトでは、酒を飲むことも大きな楽しみの一つだ。かつては航空会社も「機内でお酒を飲んでいただくのはサービスにつながる」と考えていた。しかし2000年ごろから、エコノミークラス症候群が取り沙汰されるようになり、航空会社の機内でのアルコール提供に対する考え方も変わってきたように思う。ホームページなどでもアルコールの多量の摂取は控えたほうがいいと記載している。

大型連休や長期休暇に海外旅行をする人も多いだろう。機内で酒を飲み過ぎて具合が悪くなってしまえば、せっかくの楽しい旅行も台無しだ。また、万が一、飛行機が事故に遭った場合、泥酔していたら適切な行動をとりにくくなる。

大枚をはたいて行く旅行をつまらないものにしないためにも、機内での飲酒はくれぐれも控えめにしてほしい。

「エコノミークラス」だけじゃない⁉

エコノミークラス症候群は、当初、飛行機の「エコノミークラス」だけで起こるように説明されたが、ほかのクラスや、ほかの乗り物に乗っていた場合にも起こる可能性がある。このことから、日本宇宙航空環境医学会では、欧米で使用されている「旅行者血栓症」が適当であるという提言を出している。

酔うと同じ話を繰り返すのはなぜ？

答える人：柿木隆介さん
自然科学研究機構生理学研究所

酔っ払いの行動はときに滑稽で突飛《とっぴ》だ。杯を重ねるにつれ、あきれるほど同じ話を繰り返したり、電車で帰ればいいものを、わざわざ歩いて帰ってみたり……。

こうした特有の行動の裏側に、実は脳とアルコールの不思議な関係がある。ヒトの体と脳の働きを研究している自然科学研究機構生理学研究所の名誉教授の**柿木隆介**さんに聞いた。

「脳には、脳にとって有害な物質をブロックする『**血液脳関門**』があります。いわば脳のバリア機能を果たす器官で、分子量500以下のものや、脂溶性の物質に限って通過することができます。この2つの条件を満たすアルコールは、脳関門をやすやすと通過し（エタノールの分子量は46・07）、脳全体の機能を一時的に〝麻痺《まひ》〟させるため、さまざまな行動を引き起こすのです」

柿木さんによると「アルコールによる影響が出やすいのは**前頭葉、小脳、海馬**の3つだ。「前頭葉は人間の思考や理性の制御、小脳は運動機能の調節、海馬は記憶の保存を司っています。しらふでは到底考えもつかない、酔っ払いならではの奇行は、これらの部位の機能低下によって引き起こされるのです」

前頭葉が麻痺すると「ここだけの話」をしたくなる

「正常時、脳は〝**理性のガードマン**〟とも言える前頭葉によって、理性的な行動が保たれています。しかし一旦アルコールが入ると、前頭葉は徐々にガードマン的な役割から解き放たれ、結果的にコントロール機能が低下します。ほろ酔いになってくると、例えば、**悪口**や**秘密**、**自慢話**を言いたがる人がいるでしょう？　初期段階では『ドーパミンやアドレナリンなどの脳内ホルモンによる興奮作用がそうさせる』という説もありますが、**普段なら絶対に言わないことをしゃべり始めるのは、前頭葉が麻痺し始めた典型的な状態**なのです」と柿木さんは語る。

行動は人によってさまざまだが、やたら大きな声でしゃべる、下ネタを話す、遠い距離でも歩いて帰ろうとするなども、前頭葉が麻痺することが原因だ。酔いが深まるにつれて、前頭葉の理性を抑制する力は徐々に弱まってゆくそうだ。酒の席でよくありがちな「**ここだけの話**」もまさにこれ。

アルコールによって〝解放された〟前頭葉は、どこまでも人をおしゃべりにさせるのである。

しかし、悪口や自慢話を言っているうちはまだ軽度だ。さらに酔いが進むと、ますます挙動にも影響を及ぼしてくる。こうしたことに関与しているのが小脳だ。

小脳は平衡感覚、精緻な運動や行動（細かい動き）、知覚情報などを司る部位である。「アルコールによって小脳の機能が低下してくると、運動のスムーズさや正確さが保てなくなる。そのため、**千鳥足になる**、**呂律《ろれつ》がまわらなくなる**、**スマホ操作などの指先を使った細かい動作ができなくなる**といった、一見して誰もが〝酔っ払い〟と認識できる状態になります」

酔っ払っても家に帰れるのは長期記憶のおかげ

多くの酒飲みが経験しているのが「記憶の忘却」だ。

翌朝、「2軒目の店でお金を払っただろうか？」と、振り返って不安になったりする。一緒に飲んでいた人に聞いてみると、「きちんと会話していたし、お金も払っていたよ」と言われ、胸をなで下ろすものの、当の本人は全くといっていいほど記憶がない。

その謎を解く鍵は海馬が握っていた。

「海馬には**短期記憶**を残し、それを**長期記憶**に変えるという2つの役割があります。短期記憶とは、新たなことを一時的に記憶するだけで、覚えていられる時間はごくわずか。たとえて言うなら、パソコンにキーボードでデータを入力して、それをセーブせずに電源を切ってしまうようなもの。酔っ払いが何度も同じ話をしたり、きちんと精算を済ませたかを覚えていなかったりするのは、『一度話をした』という記憶をセーブしていないからです」と柿木さんは解説する。

だから、酔っぱらいは同じ話を何度も繰り返すのである。

だが、どんな会話をしたか覚えていなくとも、自宅に帰ることができる。まるでカーナビで自宅を目的地に設定したかのようだ。それはなぜだろう。

柿木さんによると、それは「長期記憶のおかげ」だ。

「長期記憶は〝思い出記憶〟や〝エピソード記憶〟ともいわれ、脳に長く留まる記憶です。帰宅するまでの道のりは、**毎日同じ道を繰り返し通ることで、長期記憶として固定化され**

ます。日々記憶の格納庫から記憶を取り出しているので、酔っていても容易に記憶を取り出すことができるのです。ほとんど意識がない状態でも家に帰ることができるのはそのためです」

例えば、旅先や出張先などで酔いつぶれてしまうと宿泊先に戻れなくなるという珍事も、経路が長期記憶として定着していないことと関係している。

こうしてアルコールと脳の関係性をひもといていくと、酔っ払いのあらゆる奇行に説明がつく。だが「酒の席だから」と笑っていられるのは、酔っ払った本人だけ。さほど酔っ払っていない人は、冷静な目で酔っ払いを観察している。

心当たりのある方は、今一度、酒との付き合い方を見直したほうがいいかもしれない。

悪酔いすると吐きたくなるのはなぜ？

答える人：古川直裕さん
川崎医療福祉大学大学院

左党にとって、最も避けたいことの一つ。それは「**嘔吐**《おうと》」であろう。せっかくおいしい酒を飲んでも、戻してしまっては台無し。だいいち、嘔吐しても、気分が悪いのはすぐに治らない。そんなことは過去に少なからず経験し、痛感しているのだが、それでもごくたまに嘔吐するまで飲んでしまうのが左党の悲しい性だ。

左党でなくとも、少なくない人が経験しているであろう嘔吐は、そもそもなぜ起こるのだろうか？　嘔吐の生理機序に詳しい川崎医療福祉大学大学院客員教授の**古川直裕**さんに聞いた。

「嘔吐するまでには、いくつかのプロセスがあります。まず気分が悪いと感じる（悪心《おしん》）と同時に、唾液が多く分泌するなどの**自律神経反射**が起こります。続いて、小腸から胃への**逆蠕動**《ぎゃくぜんどう》が起こり、いったん小腸にある吐しゃ物を胃の中に溜めこみます。次に呼吸が停止し、**レッチング**と呼ばれる、吸息筋と呼息筋が同時に強く収縮する動きで強い腹圧をかけます。このとき、上部食道括約筋（食道の口側の部分）と声門を締め、同時に吐しゃ物が腸に戻らないように幽門（十二指腸につながる胃の下部）を閉じます。最後に上部食道括約筋を緩め、腹圧を使って、胃の吐しゃ物を一気に口から吐き出させるというのが、嘔吐するまでの一連の流れです」

嘔吐は生命維持のために欠かせない仕組み

そもそも嘔吐という生理行動は、古川さんによると「人間に備わる生理機序のなかで、生命を維持するための最も重要な仕組みの一つ」なのだ。たしかに、体に良くないものを食べたら吐き出すというのは、生命を守るための偉大な防御反応だろう。

しかし、嘔吐の研究は動物実験に頼らざるを得ないために、ヒトの生理学としてはまだ解明されていないことも多いそうだ。古川さんによると、嘔吐の原因は、①腹部内臓刺激、②血液を介するもの、③前庭感覚刺激、④嗅覚、味覚、視覚性入力によるもの、⑤精神性入力によるもの、⑥中枢神経の刺激によるもの、と6つに分類することができる。このう

嘔吐は主に6つの要因で引き起こされる

1	**腹部内臓刺激による嘔吐** 毒物摂取、食中毒、腹部疾患、腹部の強打、腹部放射線照射などに起因する
2	**血液を介する嘔吐** 薬物、細菌毒素、ニコチン、ガス、アルコール、代謝産物などに起因する
3	**前庭感覚刺激による嘔吐** 乗り物酔い、メニエル症などに起因する
4	**嗅覚、味覚、視覚性入力による嘔吐** 刺激臭、嫌な味、嫌悪感を抱く色彩、回転・動揺画像などに起因する
5	**精神性入力による嘔吐** 感情の抑圧、強い不快感、恐怖、ストレス、トラウマなどに起因する
6	**中枢神経系の刺激による嘔吐** 脳圧の上昇、脳出血、脳腫瘍、くも膜下出血など脳の疾患に起因する

ち酒が原因による嘔吐は、主に②に該当する。

我慢は体に毒！
吐きたいときは吐く

「酒を大量に飲み、血中のアセトアルデヒドの濃度が閾値《いきち》を超えると、延髄の最後野に存在する**化学感受引き金帯**という場所に信号が入ります。続いて、口腔咽頭反射や味覚、腹部臓器感覚に関与する**孤束核**《こそくかく》を通じ、嘔吐中枢へ信号が送られることで嘔吐が起こると考えられています。酒を飲み過ぎて嘔吐するのは〝体が緊急事態に瀕している〟というシグナルなので、自然な生

腹部の刺激で誘発される嘔吐のプロセス

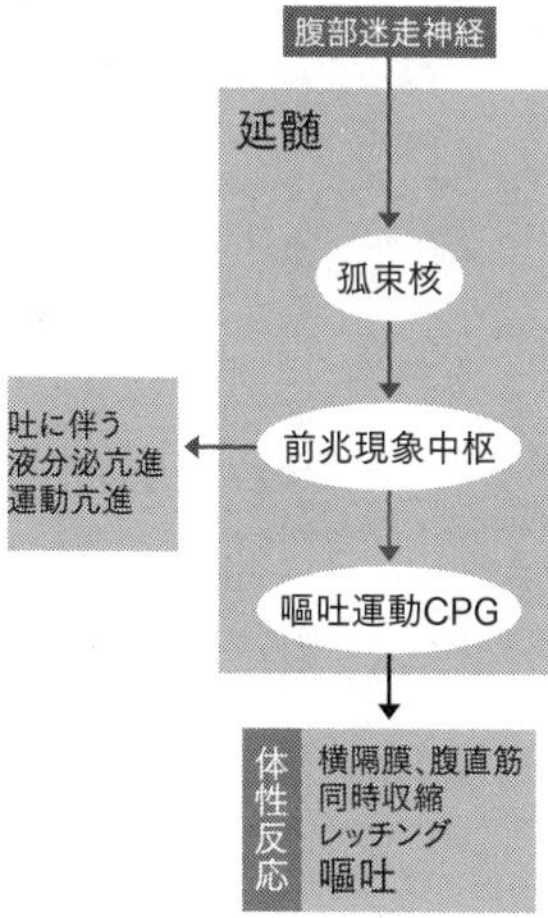

腹部にある迷走神経の信号が、延髄に入り、これによって嘔吐をするための反応を体に引き起こさせる。「嘔吐運動CPG」とは、「中枢内のプログラムのことで、すなわち神経細胞の集まりです」（古川さん）。（比較生理生化学、16(3)、1999年を基に改変）

体反応に従って、吐けばいいのです」

左党の中には、せっかく飲んだ酒を「絶対に戻すまい」と堪える猛者もいたり、人によっては「醜態をさらしたくない」と我慢したりすることもあるかもしれないが、これはカラダにとっては良くないらしい。

指をのどに入れて強引に吐くのはNG

一方で「早く楽になりたい」という理由で、指を口の中に入れて、無理に戻した経験は誰しもあるに違いない。しかし古川さんは、「これは極力避けるべき手段です」と忠告する。

「先に申し上げたように、嘔吐は究極ともいえる〝生命維持装置〟でもあるため、体にとっては大きな負担になります。吐しゃ物の中には胃酸をはじめとして、脂肪を溶かして消化管粘膜を痛める胆汁も含まれています。嘔吐後に、酸味を帯びたような喉の奥のつかえを感じるのは、胃酸による食道のダメージが少なからずあるためだと推察されます。嘔吐する前段階で、唾液を大量に分泌するのは、食道を胃酸や胆汁から守るためだと考えられています。ですが**こうした準備が整わないうちに強制的に吐いてしまうと、食道を傷めてしまう原因になりかねません**。過剰なアルコールを排出するためにやむを得ない場合はともかく、無理に繰り返して吐くことは避けるべきでしょう」

では、「吐きたいけど、吐けない」ときは、どのようにすればいいのだろう?

「科学的な裏付けがあり、気分が悪いときに最も手っ取り早く吐く方法としては、少し息をこらえて、**臭いが強いものを嗅ぐ**というやり方があります。例えば、香水やキムチなどの臭いを嗅ぐことです。きっとすぐに嘔吐が起こるでしょう。ですが、いざというときにそうしたものが身近にあるとは限りませんので、**水を2〜3杯飲み、胃に少し刺激を与えて嘔吐を促す**ことが無難な方法かもしれません」

酔った後の入浴中の嘔吐は絶対に避ける

ここまでは嘔吐の仕組みや、危険性について述べてきたが、古川さんは「同じ嘔吐でも、さらに大きな負担がかかるものがある」と付け加える。それが酔った後の入浴中に起こす嘔吐である。

「深く酔ったときに入浴すると、血流が急激に高まるために、突然、嘔吐することがあります。これはあくまでも私見ですが、アルコールによって脳機能が麻痺することで、唾液を多く分泌するなどの自律神経反射が起こりにくくなり、それによって前兆もなく、いきなり嘔吐してしまうのではないかと思われます。**前兆のない嘔吐は、食道裂傷を起こしやすく、ひどい場合には出血を伴う可能性があります**」

ひどく酔ってもなお、「風呂で汗をかいて酒を抜こう」と思う人は少なくないだろうが、それはあまりにも危険なのだそうだ。「特に泥酔したときなどには、翌朝まで入浴を我慢したほうが賢明です」

胃液しか出てこない場合は危険信号の可能性も

嘔吐を避ける事前対策としては、やはり悪酔いを防ぐことにも通じている（21ページ参照）。例えば、胃でのアルコール吸収速度を遅らせるため、飲む前にチーズなどのたんぱく質類を軽く入れておくことが挙げられる。

万が一、胃の中に吐くものがなく、嘔吐を何回も繰り返すが、胃液だけしか出てこないような場合には、体が発する危険シグナルの可能性もある。

「**急性アルコール中毒**の懸念もあるため、速やかに救急にかかることをお勧めします」と古川さん。嘔吐が治まる気配がなければ、とにかく素人判断は避けよう。

左党にとって飲み過ぎで病院のお世話になるのは、ぜひとも避けたい状況だ。ドクターのお世話になるのは〝最後の砦〟。「酒の魔力に溺れない飲み方」を模索しよう。

「鍛えれば酒に強くなる」はホント？

答える人：浅部伸一さん
肝臓専門医

「酒は鍛えれば飲めるようになる」

そんな迷信めいたことを、学生時代に諸先輩方から言われ、半ば無理やりに酒に付き合わされた経験がある方も多いのではないだろうか。

私はその言葉の通り、飲み会の回数をこなすうちに飲めるようになった口だが、一方で毎回、飲酒に伴う不快を繰り返すだけで全く強くならない人もいる。

このように、酒に強い人・弱い人は何で決まるのか、肝臓専門医の**浅部伸一**さんに聞いた。

遺伝によって酒の強さは決まる

酒に強くなれるかどうかはズバリ、遺伝子によって決められているという。

「酒を飲んだ際に不快な症状を起こす犯人は、アルコールを分解したときにできる**アセトアルデヒド**です。このアセトアルデヒドを分解する役割を担うのが『**アルデヒド脱水素酵素**』ですが、その活性は、遺伝子の組み合わせによって決まっています。〝強い遺伝子〟を2本持っている人はアセトアルデヒドを速やかに分解できる酒に強いタイプ。〝弱い遺伝子〟が2本ある人は、アセトアルデヒドがどんどん蓄積していく酒に弱いタイプです」（１０４ページ参照）

遺伝から見れば酒に強くなるのか、弱いままなのかはシンプルだ。酒に強い両親のもとに産まれた子どもは「ざる」と呼ばれる酒豪に、逆に両親ともに酒が弱い場合は下戸《げこ》となる。

「強くなるかどうかの割合は人種によって違っていて、白人や黒人はほぼ１００％が酒豪になれる遺伝子の組み合わせです。日本人を含む黄色人種では、酒豪が50％程度、下戸が10％程度、そして残りが強くなれる可能性があるタイプです」

面白いことに、「〝強い遺伝子〟と〝弱い遺伝子〟をそれぞれ持つ人は、ほどほどに飲めそうな感じがしますが、初めは限りなく下戸に近い状態。しかし、飲酒の機会が増えることで、強さが増していくタイプです」という。

〝強い遺伝子〟を持っているにも関わらず、「自分は飲めないタイプだ」と勘違いしている人も少なくないのだという。

なお、自分の酒の強さを知る簡易的な方法としては、111ページで紹介している「パッチテスト」がある。

薬の代謝に関わる酵素を鍛えると酒に強くなる

「アセトアルデヒド脱水素酵素は、アルコール代謝を繰り返すうちにその活性が徐々に高まっていきます。さらにもう一つ、アルコール代謝を担うチトクロームP450（以下、CYP3A4）という酵素も、同じく活性が上がります」

CYP3A4は主に、薬物の代謝を行っており、肝臓に多く存在する。CYP3A4の活性が上がると、酒の量が増えても不調が表れにくくなるだけではなく、酒を飲むと顔がすぐ赤くなる人は赤くなりにくくなる。残念ながら、CYP3A4の活性を数値化して確かめることはできないが、**以前よりも酒に強くなった実感があれば、CYP3A4のおか**

げかもしれない。

ただし、酒を飲まない生活が続くと、どちらの酵素も活性が下がってしまい、少量の酒でも酔っぱらってしまう。〝強くなる可能性があるタイプ〟である浅部さんは、アセトアルデヒド脱水素酵素もCYP3A4も十分に活性が高まっている状態で、試しに1カ月酒を飲まずにいたところ、禁酒明けにてきめんに酒に弱くなっていた経験があるという。

「アセトアルデヒド脱水素酵素の活性は個人差が大きく、無理に〝鍛えよう〟などと思ってはいけない」と浅部さんは忠告する。また、「**アルコール依存症に陥りやすいのは全体の50%に当たる『酒豪』ではなく、40%の『強くなる可能性があるタイプ』**」だという。日々飲み続けていると、「自分は酒に強い」と勘違いしてしまいがち。次第に酒量が増え、最悪の場合、アルコール依存症になってしまう。ここまでいくと、酒に強くなるどころか、専門家の手助けが必要となる。

酒に強くなっても、病気になってしまっては意味がない。無理をせず、その日の自分の体調と相談しながら、二日酔いにならない程度の酒量を守ること。これこそが細く、長く、酒飲みライフを楽しむコツである。

ＣＹＰ３Ａ４を鍛えると薬の効きが悪くなることがある!?

酒の強さを左右するＣＹＰ３Ａ４だが、活性化させることによるデメリットがあることを忘れてはならない。

ＣＹＰ３Ａ４の活性が上がると、有効成分の代謝スピードが変わってしまい、本来期待される効果が表れなくなることがある。

効果が下がってしまうものはＣＹＰ３Ａ４で代謝される、降圧剤のカルシウム拮抗薬（アダラートなど）、ベンゾジアゼピン系睡眠薬（ハルシオンなど）のほか、血栓予防薬のワーファリン、高コレステロール血症治療薬のスタチンなどだ。定期的にこれらの薬を飲んでいる人はくれぐれも注意が必要だ。

第5章

最新科学で分かった「酒と病気」

飲酒が「大腸がん」のリスクを上げるのは確実

答える人：溝上哲也さん
国立国際医療研究センター

日々、酒を愛飲する左党にとっても、「**がん**」はやはり気にせずにはいられない病気である。

何といってもがんは日本人の死因の第1位。**生涯でがんになる確率は男性63%、女性47%にも達する。**そして、飲酒はがんのリスクを上げる大きな要因の一つであることは、多くの方がご存じだろう。

特に、**喉頭がん**や**食道がん**のリスクが飲酒によって上がることはよく知られている。私の身近にも、ウイスキーのロックを水のごとく飲んでいたことが原因で食道がんにかかったと思われる知人がいた。

働き盛りの世代を襲う「大腸がん」

さて、数あるがんの中でも、ミドル以上のビジネスパーソンの多くが気にするがんというと「**大腸がん**」ではないだろうか。国立がん研究センターが2016年8月に発表したデータによると、がんの部位ごとの罹患数では、**大腸がんは男女ともに2位**、男女合わせると大腸がんが最多となっている。さらには女性のがん死亡原因の1位になっている（男性は3位）。大腸がんは50歳を過ぎたころ、そう「働き盛り」とも言える年代から発症率が高くなるという。

ううむ、アラフィフの私としても、黙って見過ごせない。そういえば自分の周囲の左党たちからも、「人間ドックで大腸にポリープが見つかった」だの、「大腸がんの初期で手術した」という話を聞く機会が増えたように思う。

昨今は、著名人でも大腸がんを患った方や、闘病の末、惜しくも大腸がんが原因で他界された方も少なくない。

大腸がんというと、私は肉や脂質を多く摂取する食生活が原因だとばかり思っていた。2015年には、「**赤身肉や加工肉の摂取が大腸がんのリスクを上げる**」と発表され、マスコミなどで広く取り上げられたのは記憶に新しい。しかし、どうやらそれだけではないらしい。

この大腸がん、飲酒と深い関係があるとも聞くが、これは本当なのだろうか。そして、なぜ飲酒が大腸がんに影響するのだろうか。国立国際医療研究センター臨床研究センターの**溝上哲也**さんに聞いた。

今や大腸がんによる死亡者数は約5万人に！

まずは大腸がんの現状について溝上さんに聞いてみた。

溝上さんは、「かつて大腸がんは欧米に多いと言われていましたが、近年は日本でも大きな問題となっています。日本における大腸がんによる死亡者数は、最近では約5万人に達しています」と話す。

ううむ、やはりそうか。これは、食生活の欧米化が主たる原因なのだろうか？

「ご指摘のように、生活習慣の変化が影響していると考えられます。腸の長い日本人が欧米型の食事、つまり赤身肉や脂質の多い食事をすることが腸に悪影響を及ぼすと言われていました。赤身肉・加工肉のリスクが指摘されて、話題になったのはご存じでしょう。しかし、大腸がんのリスクを上げるのはそれだけではありません。意外と知られていないのですが、飲酒も大腸がんのリスクを高める重要な要因の一つです」

飲酒が大腸がんのリスクを高めるのは「確実」

国立がん研究センターでは、日本人のがんと生活習慣との因果関係の評価を行っている。国内外の最新の研究結果を基に、全体および個々の部位のがんについてリスク評価を「がんのリスク・予防要因　評価一覧」としてホームページで公開している。

この評価によると、大腸がんのリスクを高める要因の中で「確実」になっている唯一の要因が飲酒だ。次に信頼性が高いのが「肥満」で「ほぼ確実」となっている。

では、アルコールの摂取は大腸がんのリスクをどのくらい上げるのだろうか。

溝上さんたちの研究グループは、5つのコホート研究のデータを合わせた合計約20万人を対象にしたデータを解析して、日本人の飲酒と大腸がんのリスクを評価、2008年に専門誌に発表している*。それによると、「男女ともに過度の飲酒で大腸全体、そして結腸、直腸がんのリスクが上がるという結果になりました。**特に男性の場合は顕著に現れています**」

溝上さんの解析結果を見ると、男性では、純アルコールに換算して1日当たり23～4

アルコール摂取量と大腸がんのリスクの関係（男性）

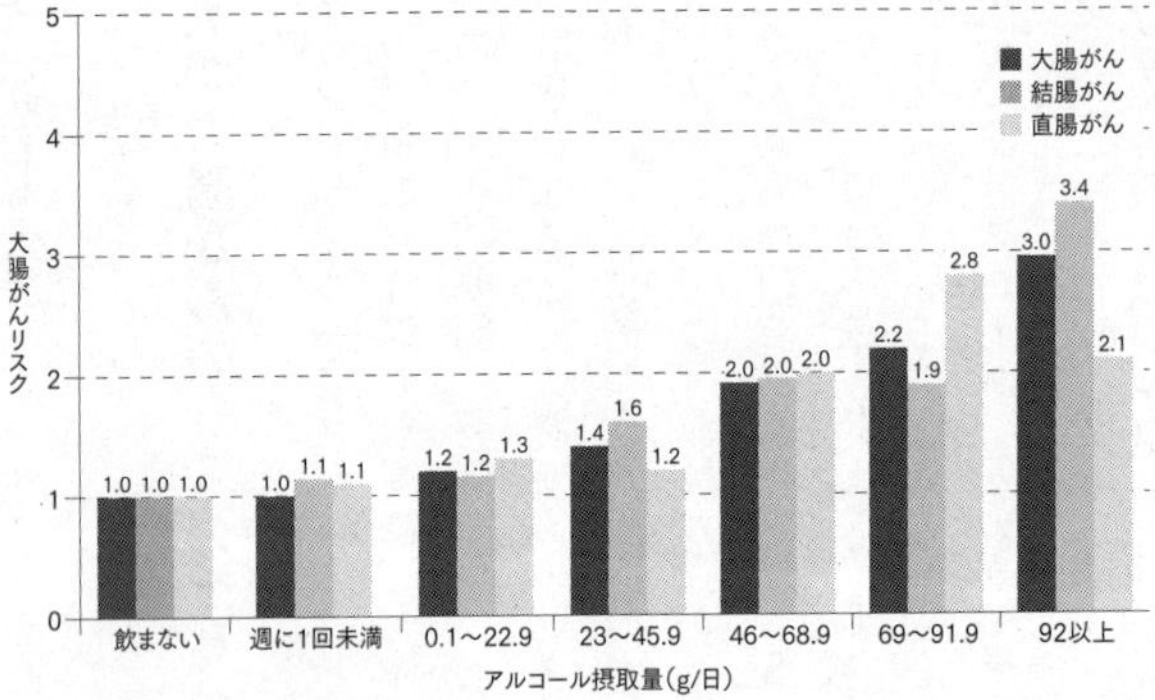

お酒を飲む人の大腸がんのリスクは、アルコール摂取量が多くなるほど高くなった（アルコールを全く飲まないグループを1としたときの相対リスク）。1日のアルコール摂取量が15g増えるごとに、大腸がんのリスクが約10%増えると推測される。（Am J Epidemiol. 2008;167:1397-1406）

5・9グラム、46〜68・9グラム、69〜91・9グラム、92グラム以上のグループで、全く飲まないグループよりもそれぞれ**1・4倍、2・0倍、2・2倍、3・0倍**と、アルコールの量に比例して、リスクが確実に高くなっていることが分かる。女性の場合も、男性ほど顕著ではないが、アルコール摂取量が1日当たり23グラム以上のグループは、飲まないグループよりリスクが**1・6倍**に高まるという結果になっている。

　正直なところ、飲酒の影響がここまではっきり出るとは思わなかった。これは、大腸がんを気にす

大腸は「結腸」と「直腸」に分けられる

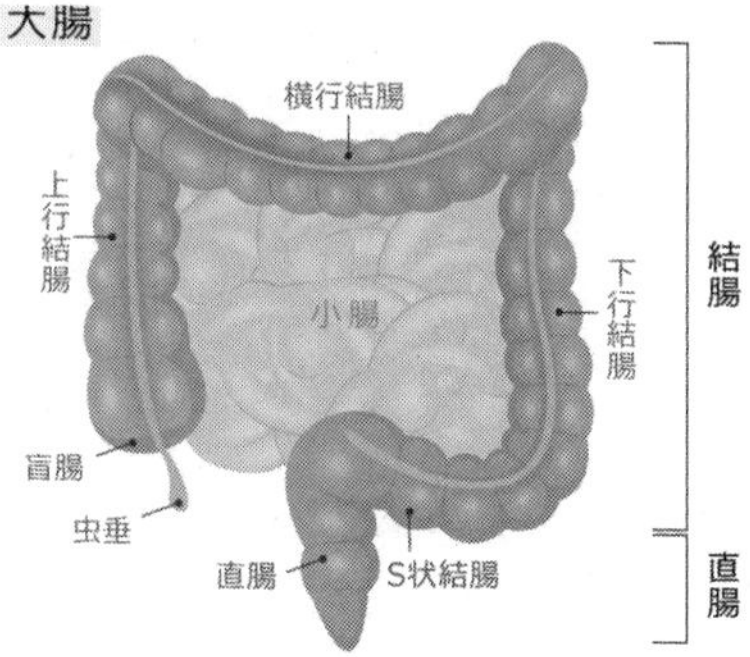

大腸がんの中でも、肛門近くの直腸にできる「直腸がん」と、その上の急カーブしたS状結腸にできる「S状結腸がん」が全体の7割を占める。

る左党にとっては、かなり厳しいデータではないか。純アルコール23グラムは**日本酒にして1合程度**。左党からすれば大した量ではない。

なお、大腸は大きく、肛門近くの直腸と、その上の急カーブしている部分（S状結腸）より上の結腸に分けられるが、そのいずれも飲酒によりがんのリスクが高くなる傾向が見られた。

なぜ飲酒が大腸がんを引き起こすのか？

溝上さんは、日本人と欧米人に分けて、飲酒量と大腸がんの関係性を分析している。これによると、日本人は明らかに酒量が増えるほど極端に右肩上がりになるが、欧米

日本人の飲酒者は欧米人より、大腸がんのリスクが高い

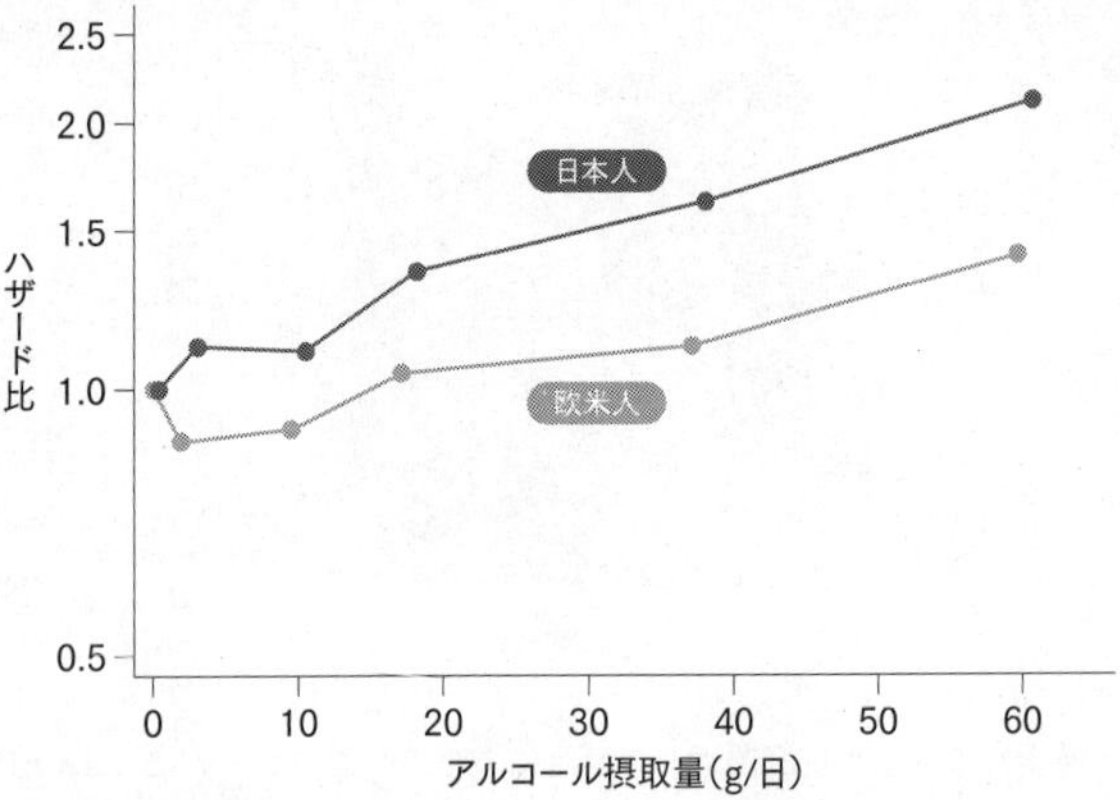

日本人と欧米人の飲酒者を対象に、アルコール摂取量と大腸がんのリスクの関係を比較した。（Am J Epidemiol. 2008;167:1397-1406.）

人は実に緩やかである。

　これは、やはり日本人はアルコール耐性が弱いことが原因なのだろうか？

「ご存じのように、日本人は人種的に見てもアルコール耐性が弱い方が多くいます。アルコール耐性の強い欧米人は、1日2合未満の飲酒では大腸がんのリスクが上昇していないのに対し、日本人は1・4〜1・8倍もリスクが上がっています」

「人種による違い」と割り切るしかないのだが……。日本人としてはとても残念なデータである。

　ではいったい、どんなメカニズムによって大腸がんが引き起こされて

しまうのだろうか？

溝上さんによると、「飲酒が大腸がんを引き起こすメカニズムはまだはっきりと解明されていない」のだという。

「まず原因として考えられるのは、**アセトアルデヒドによる毒性**です。アルコールの代謝産物であるアセトアルデヒドには発がん性があることが実験でも確認されています。日常的に多量飲酒が習慣化している方、そしてアルコールを飲んで、顔が赤くなるような方は、アセトアルデヒドの毒性にさらされる時間も長くなることから危険が高まる可能性があるわけです。

しかし、アルコールの代謝に関わる遺伝子型と大腸がんの関連性を調べた最近の研究では、必ずしも明確な関連性は出ていません。このため遺伝的な体質ではなく、腸内細菌の働きによってアルコールから生成されたアセトアルデヒドが**葉酸の吸収や働きを阻害**することにより、大腸がんの発生リスクが高まるのではないかという説が有力になっています」

葉酸は積極的に摂取するといい

「葉酸はビタミンB群の一種で、名前の通り葉野菜などに多く含まれています。葉酸は、細胞の合成や修復に深く関わる重要な栄養素で、細胞の遺伝情報が入ったDNA（遺伝子）の合成に必要な成分です。ところが、前述のようにアセトアルデヒドは、腸内の葉酸の吸収を妨げる効果があります。これにより、細胞の合成・修復作用が阻害され、大腸がん発生の初期段階となる遺伝子の損傷が引き起こされるのではないかと考えられています」

メカニズムこそ明確になっていないものの、がん予防と葉酸に何らかの関係があることは確かなようだ。葉酸の登場で何だかちょっと明るい兆しが見えたような気がする。では日常的に葉酸を摂取すれば、飲み続けていても大腸がんを防ぐことができるのだろうか？

「残念ながら、葉酸をたくさん摂取しても、大腸がんの罹患リスクが下がるとは言い切れません。タバコが明確な要因である肺がんとは異なり、大腸がんの場合、要因が非常に複雑に絡んでいるためです。とはいえ、葉酸不足にならないよう積極的に摂取するといいでしょう。葉酸は**ブロッコリー**や**ホウレン草**や**小松菜**などの青い野菜、そして柑橘系の**フルーツ**に多く含まれています。できれば、サプリメントに頼らず、食物から摂取することをお勧めします」

やはり飲み過ぎは避けたほうがいい

最後に、溝上さんに、大腸がんを防ぐためのポイントを整理していただいた。

溝上さんがまず指摘したのが、酒量である。「先ほどのグラフからも明らかなように、酒量が増えると大腸がんのリスクが上がります。まずは酒量を純アルコールに換算して23～45・9グラム未満（**日本酒1～2合程度**）に抑えること、これが大前提です」。ああ、やはり「節酒」からは免れることはできなかったか……。

食事については、食物繊維も重要なポイントになるという。

「**穀物由来の食物繊維**を積極的にとることをお勧めします。かつては、ゴボウなどをはじめとする野菜からの摂取がいいとされていましたが、最新の研究によって米や麦などの穀類に含まれる繊維が有効なことも分かってきました。白米に雑穀を混ぜるなどして食べるといいでしょう。その他、牛乳などカルシウムを豊富に含んだ食品も積極的にとってほしいですね」

玄米や大麦などは、既に日々の食生活に取り入れられている方も多いだろう。特殊なものでなく、誰もがすぐに実践できる食材なのがありがたい。

また、肥満も大腸がんのリスクを高めると溝上さんは警告する。「ＢＭＩが25を超えないよう注意してください。そのためにも**週１５０分**を目安に運動することを習慣づけましょう」

肥満はがんをはじめ、さまざまな病気の元凶だ。メタボと診断されている方は、さらに注意が必要だ。溝上さんが推奨する週１５０分の運動は、１日に換算すれば20分ちょっと。1駅分歩く、エレベーターより階段を使うなど、少し意識することで無理なく達成できそうである。

大腸がんは昔に比べ、確実に増えている。多くの人が心配するのも無理はないが、その一方で、「大腸がんは早期発見であれば治る確率が高いがん」だと溝上さんは指摘する。だからこそ「早期発見がとても重要です。**40歳を超えたら年1回、大腸がん検診を受けてください**」

過度に恐れることなく、定期的にがん検診を受けながら、日々の食生活に留意し、酒と長く付き合っていってほしい。

「膵炎」には一生断酒のリスクも

答える人：清水京子さん
東京女子医科大学消化器内科

左党の多くが体の中でいちばん気をつけている部位といえば、アルコールをせっせと分解してくれる働き者の肝臓ではないだろうか。

健診や人間ドッグなどでの血液検査の結果で、真っ先にチェックするのは、「γ－GTP」や「ALT」といった肝機能を示す数値だろう。

大好きな酒を我慢して抜く「休肝日」も、その名の通り肝臓を思いやるため。「肝臓さえ大事にしていれば大丈夫」と信じているかもしれないが、実は肝臓と同じくらい、いや、それ以上とも言えるほど気をつけなくてはいけない臓器がある。それが「**膵臓**《すいぞう》」だ。肝臓と同様、「**沈黙の臓器**」と呼ばれ、消化に関わる大事な役割を成している。

東京女子医科大学消化器内科の**清水京子**さんにアルコールと膵臓の関係について聞いた。

膵臓はメタボや糖尿病にも関連する重要な臓器

「膵臓の主な機能は2つあります。一つはたんぱく質、脂質、糖質を消化する酵素を分泌する『**外分泌機能**』、もう一つはインスリンやグルカゴンといった血糖値のコントロールに寄与するホルモンを分泌する『**内分泌機能**』です」

昨今、低糖質ダイエットなどが話題となり、そのキーワードとなる「インスリン」に聞き覚えのある方もいるのではないだろうか。また、メタボリックシンドロームなどに関連が深い2型糖尿病に罹患した人が、血糖値をコントロールするために自ら注射を打つあの中身もインスリンである。

ほかの臓器と比べ、膵臓はなじみが薄いかもしれないが、実は私たち左党にとって、身近な肝臓や胃腸をはじめとする臓器と並んで、消化器系の中で重要な役割を担っているのだ。

急性症状が治まっても「完治」ではない？

アルコールと膵臓の関係を見た際、左党に深く関わりがあるのが「**膵炎**」である。この

慢性膵炎を引き起こす主な原因

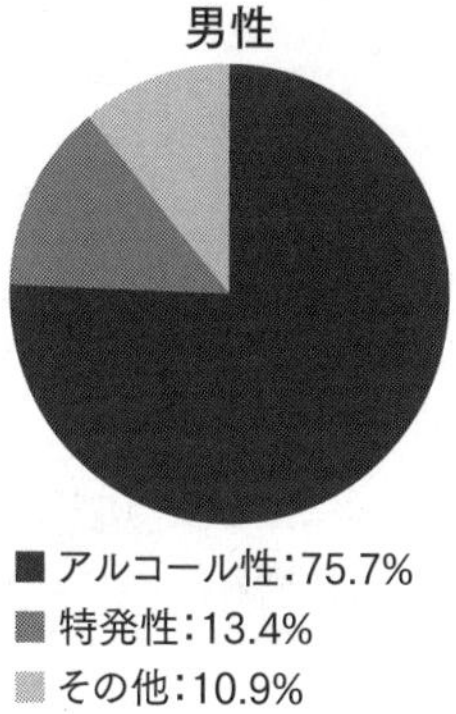

慢性膵炎の原因のうち、男性については75.7%がアルコール性によるもの。（厚生労働省・特定疾患難治性膵疾患調査研究班・慢性膵炎全国調査2002年）

数年を見ても、お笑い芸人の「チュートリアル」の福田充徳さん、「次長課長」の河本準一さん、「中川家」の中川剛さんらが発症して話題となった。いずれも30代後半から40代の男性が発症していることも共通している。

清水さんによると「膵炎はその名の通り、膵臓に炎症が起きた状態。急性炎症が起きると、**上腹部や背中などに激しい痛みや、吐き気などの自覚症状を伴います**」という。

「膵炎には急性と慢性の2つがありますが、もしも急性であったとしても症状が治まれば完治したということではありません。アルコール性急性膵炎にかかる人の多くは、長年の常習的な飲

慢性膵炎を発症した患者の死亡要因

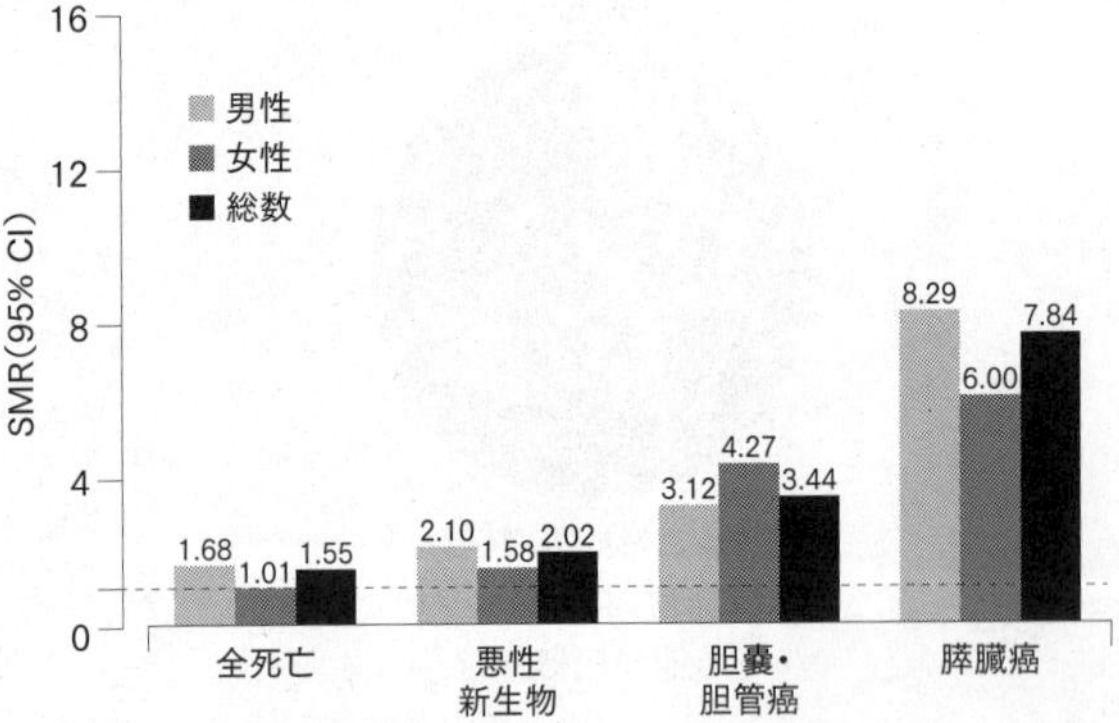

慢性膵炎患者の追跡期間中の死亡について死因別の標準化死亡比を、1998年全国人口動態統計を基準に算出したもの。男女ともに、慢性膵炎の後、膵臓がんによる死亡が一般人口より多い。(厚生労働省・特定疾患難治性膵疾患調査研究班・慢性膵炎全国調査2002年)

酒によって既に**慢性膵炎**が存在し、忘年会などで飲酒量が増える日がしばらく続くとアルコールがトリガー(引き金)となり、〝急性〟として現れる。つまり症状が出た時点で、膵臓が慢性の炎症を抱えていることが多いのです」

急性であっても、重篤なケースに至っては、複数の臓器に障害を起こす「**多臓器不全**」に至ることもあるという膵炎。なぜこのような症状が起こるのだろうか?

「まず膵炎になる主な要因は、タンパク質を分解する『**トリプシン**』という消化酵素を含む膵液の分泌異常によるものです。正常な状態であれば、トリプシンは非活性型のまま十二指腸に届き、小腸から分泌される酵素のエンテロキナーゼと合わさることで、はじめて活性化して食物を消化することができます。しかし、アルコールなどのさまざまな原因で**このトリプシンが膵臓の中で活性化し、膵臓を〝自己消化〟してしまう**疾患が膵炎です。**重症急性膵炎では、膵臓が広範囲に壊死することで大量の活性物質が全身に放出され、多臓器不全に至り、不幸にして亡くなる場合もあります。**

膵臓の炎症が持続的に続いているのが慢性膵炎で、何年もかけて正常な組織が壊され、やがて線維化（萎縮）することで、消化吸収障害を引き起こします。さらに内分泌機能が低下すると、糖尿病にかかるリスクも高くなります」

膵炎のリスクはエタノールの〝蓄積〟で上がる！

厚生労働省の特定疾患難治性膵疾患調査研究班の報告によると、膵炎の主たる原因はアルコールで、男女全体では67・5％、特に男性では75・7％と極めて高い。ほかの原因として胆石、原因が特定できない特発性などもあるが、アルコールの比ではない。前述した膵炎を発症したお笑い芸人の共通点は「かなりの酒好き」。こうしたことを考えても、日々アルコールが欠かせない左党と膵炎は切り離せない関係であることが分かる。

「お酒によるダメージは、醸造酒か、蒸留酒かといった酒類の問題ではなく、それまで飲んできた**『エタノールの蓄積』**に深く関わっています。純アルコールに換算して、毎日80グラムの量（女性の場合は男性の6割）をおよそ10年間飲み続けていると、リスクが高くなります。30代、40代に膵炎の発症が多いのは、そのためと考えられます。また昨今では膵炎の発症に関連する遺伝子が注目され、これらの遺伝子に変異がある場合に、膵炎になるリスクが高くなり、飲酒量だけではなく膵炎になりやすい体質があると考えられています」

純アルコール80グラムを酒に換算すると、**日本酒なら4合、ビールなら中瓶4本程度と**なる。ちょっと酒の強い人であれば、この程度の量は序の口だろう。

一度ダメージを受けた膵臓の再生は難しい

そこで鍵となるのが、生活習慣と酒量の見直しである。

「基本は日常的な大量飲酒を抑え、適量（純アルコールに換算して20グラム）を守ることです。喫煙も膵炎や膵がんのリスクになりますので、喫煙習慣がある人は禁煙をお薦めします。次に不規則な生活を改め、ストレス解消に努めること。また膵臓の働きに負担をかけないよう、適度な運動を心掛け、肥満を避けることも大切です。食事面では、膵臓の負担となる高脂肪の食事は避け、煮物や焼き魚といった、昔ながらの和食を積極的にとることがお勧めです」

こうしたことは一般的な人であれば心がけやすいことかもしれないが、「ちょっと酒が強い」「かなり飲む」といった左党は、酒が入った途端、〝適量〟という言葉が記憶の彼方に消えてしまいがちだ。しかし膵臓へのダメージを甘く見てはいけない。何故ならば、「一度、膵炎を発症したら膵臓の機能が元に回復することはかなり難しいため」と清水さんは説明する。さらに、「膵炎が進行すると、現代の医療では発見や治療が難しいとされる膵がんの発症リスクも高まってくる」という。

膵臓は病状が進まないと自覚症状がほとんど出ない

現代の医療をもってしてでも、どうして膵臓の疾患を予防、早期に発見することが難しいのだろうか？

「膵臓は胃の後ろにあるため、腹痛があっても胃が悪いと勘違いしてしまうことがあり、膵臓の病気の発見が遅れることがあります。また、膵臓は胃や大腸のように内視鏡検査で直接、病気の部位を見ることができません。膵臓と同じように直接的に見られない肺などは、ヘリカルCTといった医療機器の進歩もあり、かなり精密な検査が可能です。それに対し膵臓の検査は、人間ドッグや職場健診などでも、**せいぜい採血で『アミラーゼ』の数値を評価する程度**。腹部超音波検査でも、膵臓は見えにくい部位にあるので、膵臓の病気を疑った場合には**造影CTやMRI**などのさらに詳細な検査が必要となります。膵臓は『沈黙の臓器』といわれているように、病状が進まない限り自覚症状が出にくいため、注意を怠ってしまいがちなのです」

一度、膵炎を発症してしまえば、適量どころの話ではない。清水さんによれば、「専門医の立場からは〝**一生断酒**〟を進言するしかありません」という。

左党にとって、最もつらい「断酒」に加え、現代の医療ではとても治療が難しいとされる膵臓がんにかかるリスクに怯える生活も強いられてしまう。実際、慢性膵炎に罹患した人たちの「標準化死亡比（一般集団との死亡の比率）」を見ると、その後に膵臓がんで死亡した率が7・84といちばん高いことが報告されている。

肝臓のように再生機能を持たない膵臓は、「今あるものを大事に使う」しかない。左党にとって、「飲みたい」という気持ちをコントロールするのは、非常に難しい。だが「全く飲めない」生活と比べたら、あなたはどちらを選ぶだろうか？

細く、長く、そう一生酒と付き合いたいなら、普段からの膵臓ケアを怠らないようにしよう。

「乳がん」とアルコールの関係は？

答える人：中村清吾さん
昭和大学医学部乳腺外科

2015年、タレントの北斗晶さんが乳がんに罹患したことを発表したことで、今まで以上に乳がんに対する危機意識が高まった。その影響もあって乳がん検診を希望する女性が増え、乳腺科の予約が取りにくいという状況がしばらく続いていたという。

私も年に一度は必ず乳がん検診をしているが、このときばかりは検査結果が陰性であっても不安になったし、夫からも再度の検診を勧められた。

乳がんの罹患率が急上昇している

乳がんとは乳腺から発生するがんで、ご存じのよう乳房にできる。乳がんの約70～80％

は女性ホルモン（エストロゲン）の刺激が主な原因とされている。昨今は初潮が低年齢化すると同時に、閉経年齢が上がっており、エストロゲンにさらされる年数が長くなっている。こういった背景から、乳がんの罹患率が上がっている。

実際に、１９８０年と２００３年のデータを比較してみると、乳がんの罹患率は明らかに増えており、さらには40歳以降、特に閉経後の乳がんが増えていることが分かる。２０１５年のデータによると乳がんに罹患した人は８万９０００人と、１９８０年代の**実に４倍以上に増えている**のだ。

もはや乳がんは珍しい病気ではない。そして恐ろしいことに、「乳がんは飲酒とふか～い関係にある」という。

周囲の女性、何人かに乳がんと飲酒について話をしてみたのだが、ほとんどの人は知らなかった。ううむ、世の中の女性の多くはリスクがあることを知らずに、お酒を飲んでいるのか。

日本乳癌学会専門医・指導医で、昭和大学医学部の**中村清吾**さんに聞いた。

飲酒は乳がんの発症リスクを高める

「アルコールは乳がんの発症リスクを高めます。お酒を飲む人と飲まない人に分けて症例対照研究をした結果がいくつも出ているのですが、どの研究でも、飲まない人に比べてお酒を飲む人のほうがリスクが高まるという結果が出ています。そして飲む量が多くなるほど乳がんの発症リスクは確実に高くなると言われています」

中村さんははっきりとこう言った。酒を飲むほど乳がんのリスクが上がるなんて、左党の女にとっては人ごとではない。

世界的に権威のある世界がん研究基金（WCRF：World Cancer Research Fund）、米国がん研究協会（AICR：American Institute for Cancer Research）によるエビデンスグレードでも、リスクは「**ほぼ確実**」と判定されている。これは「確実」「ほぼ確実」「可能性あり」「証拠不十分」「大きな関連なし」という5つのグレードのなかで上から2つめ。アルコールが乳がんに及ぼす影響はただものではないようだ。

「WCRFが2007年に出版した報告書でも、『アルコール飲料が閉経前乳がんと閉経後乳がんの原因になるというエビデンスは確実である』と発表されています。リスク増加の度合いは、6～10％と決して高くはありませんが、アルコールが乳がんの発症リスクを高めるのは間違いないでしょう」

国立がん研究センターが、国内で日本各地の40～69歳までの女性約５万人を対象にして13年間にわたって行われた多目的コホート研究の結果でも、「アルコール摂取量が多いほど、乳がんになりやすい」という結果が出ている。特に週にエタノール換算で１５０グラムより多く飲むグループは、全く飲んだことがないグループに比べ、乳がんの罹患率が１・７５倍も高いという結果になっている。

なぜアルコールは乳がんのリスクを高めるのか

ううむ、国内外での研究からリスクの存在を指摘されてしまうと、さらに気弱になってしまう。では一体、アルコールに含まれる何が乳がんの罹患率を高めてしまうのだろう？

「アルコールと、アルコールが分解される際に生成される**アセトアルデヒド**が持つ発がん性、アルコールの代謝に伴う**酸化ストレス**、性ホルモンレベルの増加、**葉酸**（ＤＮＡ合成・修復に必要）の欠乏など、さまざまなことが要因として指摘されています。ただし、実際には明確な理由がわかっていないのが現状です。コホート研究のデータを見ても、アルコールの量が増えると乳がんの発症リスクが高くなるのは明らかですが、現状では正確な量までは確定できていません」

なるほど、現時点では、正確な因果関係はわかっていないようだ。だが、酒量が多くなるにつれ、発症リスクが高くなるのだから、飲酒量を増やさないに越したことはない。では、酒量はどのくらいに抑えるといいのだろうか。

中村さんによると、「あくまで目安ですが、一般的に、日本酒なら1日1合以内、ビールなら中瓶1本、ワインならグラス2杯くらいならリスクは少ないと言われています。ただし、これも明確な裏付けがあるデータではありません。先ほども話したように、多ければ多いほどリスクは高まりますので、飲み過ぎには注意が必要です」とのこと。

では、「お酒に強い弱い」というアルコールに対する耐性は影響するのだろうか。「明確なメカニズムが分かっていないので、あくまで推測ですが、アセトアルデヒドが原因の一つにあげられていますので、アルコールの分解能力が低い、**お酒に弱い人のほうがリスクが高まる可能性があります**」

お酒に弱い人に、お酒を無理に飲ませてはいけないというのは、こうした点からも言えることなのだ。

アルコールはもちろん、肥満に注意すべき

左党の女としては悲しい限りだが、乳がんのリスクを考えると、お酒は控えめにしたほうがよいのだろうか？　だが、リスクがあると言っても、問題はそのリスクの大きさだ。お酒を控えても、もっと大きなリスクを見逃していたら意味がない。実際のところ、飲酒はどのくらい気をつけるべきなのだろうか。

中村さんに「やっぱり女性はお酒を控えたほうがいいのですか」と泣きつくと、ちょっと安心する一言をいただけた。

「アルコールが乳がんリスクを高めることは確かですが、過度に心配する必要はありません。乳がんリスクを高める要因として、今、最も危険視されているのは『**肥満**』、もう一つは『**運動不足**』です。肥満や運動不足によるリスクのほうが、アルコールに比べて大きいのです。また、国際的には飲酒は確実なリスク要因になっていますが、日本人のエビデンスでは『データ不十分』という評価になっています。ただ、だからと言って安心して飲み過ぎないようにしてくださいね」

そうか、暗闇で一瞬光を見出したが、「肥満」という言葉を聞いて、再びびくっとする。おつまみをつまみながら酒を楽しむ左党にとって、肥満も切実な問題だからだ。

「肥満は乳がんと密接な関係にあり、特に閉経後は顕著です。閉経後は卵巣機能が衰え、エストロゲン（女性ホルモン）が減少するので、乳がんのリスクは軽減されると考えられます。しかし肥満となると話は別です。その原因は乳腺の脂肪組織などに存在する酵素・アロマターゼにあります。アロマターゼには、コレステロールを出発点に生成される男性ホルモンの一種アンドロゲンをエストロゲンに変換する働きがあり、アロマターゼの活性は肥満の人ほど高くなるのです。つまり乳腺組織の中でエストロゲンが作られやすくなる。これが閉経後の乳がんの罹患率が上がる大きな要因とされているのです」

閉経後は脂肪がエストロゲンの大きな供給源になるなんて！　自分の周囲を見渡しても、左党の多くはお世辞にもスリムとは言えない体型だし、肥満が原因による痛風やら糖尿病の投薬をしている人も少なくない。ＷＣＲＦ／ＡＩＣＲのエビデンスグレードにおいて、肥満は閉経後では「確実」だという。ああ、痩せなくちゃ……。

大豆や乳製品と乳がんの関係は？

中村先生によると「食の欧米化も乳がんの発症率を増加させている原因の一つ」だという。農林水産省の「食品需給表」を見ると、２００４年には米から摂取するカロリーは１

日の食事の4分の1以下となり、代わりに畜産物油脂類からの摂取量が4倍以上となっており、摂取カロリーも1960年と比較して300キロカロリーも増えている。酒のいいアテとなるのは、油っこいハイカロリーなものばかり。飲酒量はもちろんのこと、一緒に食べるおつまみにも気を使わねばならない。

おつまみといえば、大豆のイソフラボンが乳がんの再発リスクを低くするとか、逆にチーズをはじめとする乳製品で乳がんになりやすくなるという噂もある。これは本当だろうか？

「大豆は予防の可能性があるとの報告もありますから、摂取して悪いことはありませんが、より多く摂ることでリスクを下げるといった効果は期待しないほうがいいでしょう。イソフラボンが乳がんのリスク減少に良いと聞いてサプリメントで補おうとする方がいますが、医師の立場からはお勧めしません。また、**乳製品においてはリスク要因になるかどうかは賛否両論あり、証拠不十分となっています**」

なるほど、何か食べ物を摂取して乳がんのリスクを避けようという方法は捨てたほうがよさそうだ。

運動も乳がん罹患率を減少させる

中村さんは、乳がんリスクを避けるもう一つの方法として「運動」を勧める。

「痩せるということにつながるかもしれませんが、**運動は乳がん罹患率を減少させます**」。閉経前後に関係なく、運動は体重維持、肥満防止につながる。生活習慣病を防ぐ効果もあるのだから、「やっぱり運動はしなければ」との思いを新たにした。

アルコールを過度に気にする必要はないとはいえ、リスクが高まるのは確実。そして「肥満防止」「適度な運動をする」のがリスクを減らす重要ポイント。これは、「飲酒量を控え」「食べ過ぎず」「運動も心がける」という、世間でよく言われるメタボなどの健康対策そのものではないか！　乳がんに打ち勝つためにも、日々の健康を維持するためにも、今日からでも実践してみてはいかがだろうか？

飲み過ぎが男性ホルモンを減らす!?

答える人：堀江重郎さん
順天堂大学大学院医学研究科

女性が女性ホルモンを気にするように、男性も「男性ホルモンが出る」という話をすると、きらりーんと目が輝く。

もしかしたら、いや、もしかしなくても男性のほうが女性よりもはるかにホルモンという言葉に敏感である。男性ホルモンはまさしく男性の象徴。男性はいくつになっても「オス」であることを誇示したいのだろう。何ともいじらしいではないか。そう思うと、どんなオジサマでもかわいく見えてくる。

男性ホルモンとアルコールの関係は？

男性ホルモンというと、真っ先に出てくるのが「**テストステロン**」である。テストステロンは男性に限らず、女性にも存在するホルモンの一種だ。このため、実は「男性ホルモン」と限定するのは正しくない。男性の場合はその95％が睾丸で、残りの5％は副腎で作られる（女性も、脂肪や、卵巣、副腎で生成している！）。

テストステロンは、筋肉の増大、骨格形成などに寄与し、**20代をピークに緩やかに分泌量が減ってゆく**。テストステロンの減少は勃起障害、性欲減退といった主に下半身に関わることと結び付けがちだが、実はそれだけではない。

テストステロンは男女ともに社会の中で自分をアピールし、認めてもらうのに欠かせない「社会的パフォーマンスに直結するホルモン」として関心が高まっている。

実際、うつ病かどうかを診断する際、テストステロンの数値をはかる検査を行うことがある。これまで「**男性更年期**」と呼ばれてきた「**LOH《ロー》症候群**」（加齢男性性腺機能低下症候群）からくるうつ症状も、テストステロンの値を見て治療法を決める。

男性だけでなく、女性にとってもエネルギッシュな生活を送るのに欠かせないテストステロン。しかし、左党にとって、ありがたくない情報がネットなどでまことしやかに流れているのをご存じだろうか？　それは「アルコールを飲むとテストステロンの値が下がる」というもの。この情報は左党として聞き捨てならない。真実はどうなのか？　順天堂大学大学院医学研究科の教授で日本メンズヘルス医学会理事長の**堀江重郎**さんに聞いた。

通常範囲での飲酒なら気にしなくていい

「テストステロンの値が下がることと、通常範囲での飲酒は、基本的に直結しません。**むしろ適量の飲酒は、男女ともにテストステロンを上げる作用があります。**大量の飲酒を継続的にした場合には影響が出ますが、通常の範囲なら影響は気にしなくていいでしょう。また、飲酒の前にエクササイズをすると、酒量が多くなってもむしろテストステロンは上がり元気になります」

おお、いきなり天の声かと思うようなうれしいお言葉。男性の方々、安心して飲めますね。

「ただし、**ビールを大量に飲む方はリスクがあります。**『とりあえずビール』程度であれば問題ありませんが、酒宴で最初から最後までビールで通すような方は要注意です。なぜならビールの原料であるホップにはテストステロンの分泌を阻害する女性ホルモンと似た作用を持つナリンゲニンという物質が含まれているからです」

では、ビールをどのくらい飲むと影響が出るのだろうか。堀江さんによると、「毎晩、ロング缶3本以上飲むような人は影響を受ける可能性があります」という。

とはいえ、過度に気にする必要はないと堀江さんは話す。「気になる方は、ビール一辺倒ではなく、ワインや日本酒、焼酎などほかのお酒を交えて飲むようにするといいでしょう」

長期の慢性的な大量飲酒は避ける

通常範囲での飲酒がテストステロンに影響しないとわかってホッとした人も多いだろう。ただし、過度な飲酒には要注意だ。

「ビールに限らず、長期の慢性的な大量飲酒もテストステロンの減少を促進させる要因になりますので、注意が必要です」と堀江さんは言う。

「お酒に含まれるエタノールによって、精巣が長期間アタックされ続けると、精巣にあるテストステロンを作る細胞が障害を受けます。精巣、つまり睾丸こそテストステロンが生成される大事な場所。飲み過ぎはテストステロンにとって悪い影響を与えます。また、エタノールの代謝物はニコチンアミドアデニンジヌクレオチドという、細胞のエネルギーバランスに必須のビタミンを肝臓と精巣で減らしてしまいます。これがお酒の飲みすぎで肝臓が悪くなる原因の一つとも言われています」

少し話はそれるが、精子もまた大量飲酒による影響を受ける可能性があるという。堀江さんによると、「飲み過ぎると精子も酔っ払う」というのだ。そして胎児が影響を受ける可能性もあるそうだ。うーん、やはり何事も「過ぎたるは……」である。

アルコールより肥満を気にしたほうがいい

堀江さんは、飲酒よりも「太ること」、つまり肥満が、テストステロンが減少する大きな要因になるという。

「アルコールを大量に摂取し続けると、それに伴い内臓脂肪が増えて体重増加につながる危険性があります。内臓脂肪が増えるとテストステロンが減少し、さらに筋肉が減っていってしまうという、恐ろしい〝メタボ〟のスパイラルが起こるのです」

実際、45歳以上の男性１８４９人を対象にしたニューヨーク州立大学の調査では、肥満男性のテストステロン値は低く、ＢＭＩ（体格指数）の増加に伴って、テストステロンが下がるという研究結果も出ている（Diabetes Care. 2010;33(6):1186-1192）。また、テストステロン値が低い人は太りやすく、糖尿病にも罹患しやすい。テストステロンが減少すれば、メタボへの道をまっしぐらということか。ああ、考えただけでも恐ろしい……。

またもう一つ注意しなくてはならないことがある。それは「**寝酒**」だ。

「睡眠時間が短い人はテストステロン値が低いという研究結果も出ています。また、アルコールには覚醒効果があり、睡眠の質を低下させます。また、アルコールの抗利尿ホルモンの抑制効果によって、夜中にトイレに何度も起きることにつながります。これは睡眠時間を減らすことにつながります」

誘眠効果を狙っての寝酒が、反対に眠りを妨げ、テストステロンを減少させてしまうとは！　寝酒の習慣がある人は注意が必要だ。寝る直前の飲酒は避け、質のいい睡眠ができるよう心がけたい。

ストレスが減れば男性ホルモンは増える

最後に、〝テストステロンを減少させない〟いい飲み方はないか、堀江さんに聞いてみた。過度な飲酒はやめたほうがいいこと、ビール一辺倒は避けたほうがいいことは分かったが、では、どのくらいの量に抑えるべきなのか。そして、どんな飲み方がいいのだろうか。

「冒頭にもお話ししたように、過度な飲酒でないならテストステロンの減少には直結しないので、そう神経質になることはありません。一般にお酒の適量と言われる『純アルコールに換算して20グラム程度（日本酒なら1合）』を目安にして飲めばいいのです。飲むのを我慢するとかえってストレスになります。このストレスこそがテストステロンを減少させる大きな要因になります。**適量を楽しく飲むことでストレス発散するほうが、テストステロンにはいい影響を及ぼします**。ですから、適度な飲酒はお勧めといえます」

なるほど、程よくお酒を楽しみストレスを発散させるのは、男性ホルモンにとってもプラスに働くのだ。

ただし、堀江さんの言う「楽しく」というところが実は肝でもある。利害関係のある抑制的な飲み会や、一対一の真剣な飲みは、かえってストレスになることもある。気のおけない仲間とわいわい飲むのが一番である。

「男性同士で飲んでもテストステロンは分泌されます。できたら、男性の中に一人でも女性がいると、テストステロンの分泌はさらにアップします」

肩ひじ張らず、リラックスした状態で飲める関係がベストなわけだ。飲む相手はきちんと選ぼう。ただし、楽しいからといって深酒は厳禁だ。

運動にはテストステロン値を上げる効果がある

こうしたことに加え、習慣にしたいのが運動である。運動で筋肉に刺激を与えると、テストステロン値が高くなるという研究結果も確認されており（Metabolism. 1996;45(8):935-9）、**有酸素運動、筋トレともに効果がある**という。テストステロンの減少を招く肥満を防ぐためにも、面倒がらずマメに体を動かそう。

睡眠、運動、良い仲間との楽しい飲み会のほか、堀江さんの著書『ホルモン力が人生を変える』（小学館１０１新書）によると、テストステロンの値を上げるには「積極的にゆとりのある生活を送る」「大声で笑う」「過度の緊張を和らげる」など、ゆるい心持ちでいたほうがいいという条件が目立つ。適量を守り、仲間とともに笑いながら、酒で上手にストレスを発散させる。これこそが、加齢とともに減少するテストステロンの低下を遅らせる秘策なのかもしれない。

生理、妊娠、更年期…女性とアルコールの付き合い方

答える人：吉野一枝さん
よしの女性診療所

「ああ、鋼鉄の肝臓よ、いずこへ」

年齢を重ねるたびに感じるのが、「酒に弱くなったな」ということ。20代の頃の酒の単位は「杯」ではなく「本」。どんな酒でもボトル一本が飲み会での単位で、ワインを赤白飲んで、ウイスキーで締めくくるのは当たり前だった。

当時、私は週刊誌の記者をしていたのだが、空が白々とするまで飲んで、仮眠してロケなんていうのは日常茶飯事。ロケの後はまた朝まで飲み会コースと、この繰り返しだった。この頃は〝二日酔い〟という言葉とは無縁。またこれだけ飲んでいてもγ-GTPは正常値で、まさに〝鋼鉄の肝臓〟の持ち主だった。

だが、40代になると、深酒すると翌日まで残るようになった。さらには〝第二のお年頃〟と言われる**更年期**に足を突っ込んだ途端、深酒するまでの量を飲めなくなるという、何とも情けない状態になってしまった（それでも一般の女性よりは強いかもしれないが）。

こうした症状を抱えているのは私だけではない。私の周りの同じ年頃の更年期を迎えている女性の多くが「酒に弱くなった」と嘆く。個人差が大きいとはいえ、更年期は多くの女性にとって、生活のスタイル、さらにはお酒との付き合い方を変えざるを得ない重要な時期なのだと改めて感じる今日このごろだ。

また、女性の飲酒は**乳がん**の発症リスクを高めるということもわかっている（180ページ参照）。現時点では正確な因果関係はわかっていないようだが、酒量が多くなるにつれ、発症リスクが高くなる傾向が明らかになっている。

ううむ、女性だからこそ気をつけるべきアルコールのリスクは他にないのだろうか？　そもそも女性は男性と同じように飲んでいいのだろうか……。ここはきちんと整理しておく必要があるように思う。

そこで、更年期障害や女性ホルモンに詳しい「よしの女性診療所」の**吉野一枝**さんに聞いた。

女性のほうがアルコールの許容量が少ない！

そもそも、アルコールに対する許容量で、男女差はあるのだろうか。

「私のように大柄な女性がいるように、体型にも個人差があるというのが大前提ですが、**一般的に男性よりも体の小さい女性は肝臓が小さく、アルコールに弱い傾向が見られます。**つまりアルコールの代謝速度も、平均すると男性に比べて少ないという結果が出ています。国立病院機構久里浜医療センターの報告によると、１時間に代謝できるアルコールの量、また、女性は男性に比べて血液循環量が少ないこともわかっています。血液循環量が少ないということは、同量のアルコールを飲んだ場合、男性に比べて血中アルコール濃度が高くなるわけです。女性のほうが長い時間、アルコールが体内に留まる傾向があり、その分、アルコールの影響を受けやすいと言えます。

もちろん、アルコールに対する耐性は、遺伝的要素によって決まる『アルコールの分解酵素の量』が大きく関係します。葉石さんのように小柄でも酒豪の女性がいるように、個人差がありますので、一概に『女性のほうが弱い』とは言い切れません。ですが、女性の方がアルコールの影響を受けやすいという全体的な傾向があることは理解しておいたほうがいいでしょう」

個人差があるにしても、女性は、男性と同じペースで飲んだりせず、量を抑えたほうがいいことは分かった。そもそもカラダが受け入れられる量が男性よりも少ないのだから、これは抗いようがない。

吉野さんによると、大量にアルコールを摂取して発症するアルコール性肝疾患は、その進行に明らかな男女差があるという。アルコール性肝疾患は、大量飲酒を継続すると肝硬変に至る怖い病気だが、肝硬変に至るスピードは、男性より女性のほうが速いのだそうだ。

実際、厚生労働省が進める、21世紀における国民健康づくり運動「健康日本21」の「アルコール」の項目を見ると、「女性は男性よりも少ない量が適当である」と明記してある。健康日本21の第2次目標の中で、「生活習慣病のリスクを高める量を飲酒している者」として定義されているのは、1日当たりの純アルコール摂取量で、男性はアルコール40グラム以上、女性は20グラム以上となっている。何と、男女には2倍もの差があるのだ！

私自身、酒に強かったため全く気にしていなかったが、女性はカラダのつくり上、男性と同じペースで飲んだりせず、量を抑えることを心がけるべきなのだ。ちなみに、アルコール20グラムというのは、ビールなら500ミリリットルの中瓶1本、日本酒なら1合程度だ。目標とはいえ、少ない、少なすぎる……。私にとっては食前酒ではないか（泣）。

生理、妊娠、更年期……注意したい3つの時期

さて、次に気になるのが、女性ならではの飲み方の注意点である。女性は生理や排卵によって、1カ月の中で、体調はもちろん、メンタルの変化も非常に大きい。さらに冒頭で触れたように、50歳ごろに訪れる閉経の前後10年程度続く更年期により、体調やメンタル面で大きな影響を受ける。女性にとって、飲酒を注意したほうがいい時期はいつなのだろうか。

吉野さんによると、「女性が飲酒に気を付ける必要がある時期は3つあります。具体的には、**生理前および生理中、妊娠中、**そして**更年期**です」という。

「現在、女性の約7割が『**月経前症候群**（PMS：Premenstrual Syndrome）』を抱えています。これは生理の3～10日前に体がむくんだり、食欲が過剰になったり、イライラしたりするといった体やメンタルの不調を指します。エストロゲン（卵胞ホルモン）やプロゲステロン（黄体ホルモン）など、女性ホルモンとPMSの因果関係についてはまだ解明されていませんが、この時期は体調の変化に加え、メンタルがぐっと落ちやすい時期でもあります。このときにイライラを鎮めようとアルコールに頼ってしまうと、それが常習化し、酒量が増えるといった悪循環に陥りやすいのです」

女性が飲酒を気を付けるべき３つの時期

生理	生理前	PMS（月経前症候群）の不調から逃れるためにアルコールに頼るのは避ける
	生理中	アルコールが生理中の症状を助長。酒量は控えめに
妊娠		妊娠中の飲酒は厳禁。赤ちゃんに障害を与える可能性も
更年期		精神的な不調から逃れるためにお酒に頼るのは危険。代謝の減少で太りやすいため、糖質の少ないお酒を選ぶ

これは多くの女性がうなずいているのではないだろうか？　私の場合は、今でこそ低用量ピルを服用することでＰＭＳとは無縁の生活を送っているが、それ以前はかなりＰＭＳの症状がひどかった。私は落ち込むよりもイライラして攻撃的になってしまうタイプで、酒を飲むとさらにそれが助長された。吉野さんによると、「人によっては軽いうつ状態になってしまう人もいる」という。メンタル面の不調が酒で緩和されるのはほんの一瞬。酒で紛らわすことよりも、ＰＭＳを根本から治療することを考えたほうが建設的である。

では、生理中の注意点はどんなところにあるのだろうか？

「生理中は、ホルモンの一種で、さまざまな生理活動に影響を与えるプロスタグランジンの影響を受けやすい時期です。プロスタグランジンは子宮を収縮させ、経血を体外に押し出すなど、女性にとっては必要不可欠な物質ですが、同時に腹痛、頭痛、吐き気を誘発する働きもあります。そのため生理中はアルコールを飲まずとも吐き気や頭痛が起きやすい状態にあります。そこにアルコールが入ると、そうした症状が助長されやすく、いつも以上に悪酔いしてしまうということになります。

また、アルコールを飲むことで血液の循環が促進され、心拍数も上がることから経血量がより増え、場合によっては貧血を起こしてしまうこともあります。経血がある時期に好んで大量にお酒を飲む人は少ないと思いますが、生理中はいつもよりも量を控えめにすることを心がけてください」

個人差もあるが、「**生理中は悪酔いしやすい**」という声も、実際よく耳にする。生理中はくれぐれも深酒せず、付き合い程度で軽く一杯にとどめておくのがいいようだ。

周知の事実だが、妊娠中の飲酒は厳禁！

女性は1カ月のうちで体調やメンタルの変化があるが、〝人生〟という大きなスパンでも大きな変化が訪れる時期がある。一つは妊娠。周知の事実だが、**妊娠中の飲酒は厳禁。**

アルコール飲料のパッケージにも注意書きがある。

「妊婦自身はもちろんですが、妊娠中の飲酒は胎児へ大きな影響をもたらします。FAS（Fetal alcohol syndorome）と呼ばれる胎児性アルコール症候群に罹患すると、低体重で生まれたり、脳へのダメージが大人になるまで影響してしまうこともあります。妊娠中の飲酒は避けるべきです」

更年期にアルコール依存になる人は少なくない

40歳以降になって、大きく体調、メンタル面に変化が出るのは先に挙げた更年期だ。更年期はエストロゲンが急激に減少することによって、さまざまなカラダの不調が表れる。代表的なものは「**ホットフラッシュ**」と呼ばれる、突然顔面が赤くなってほてる症状だ。急な発汗も伴う。これはエストロゲンの分泌が減少することによって、血管の収縮や拡張を司る自律神経が乱れることが原因。更年期では、多くの人がこの症状に悩み、場合によっては引きこもりやうつになってしまうこともあるという。

吉野さんは、「更年期はメンタルが不安定な状態になることから、アルコールに手を出しやすい時期です。更年期の継続的な飲酒により、アルコール依存症になる女性は少なくありません」と注意を促す。

「この時期にアルコールに頼っていいことはありません。アルコールを飲んで一時的に不安が消えても、冷めてしまえばまた不安になる。それをまたかき消そうとアルコールを飲むという繰り返しが続くと、徐々に酒量が増え、アルコール依存症へまっしぐらです」

もちろん、更年期だからといってアルコールを飲んではいけないということではない。許容量内で楽しむことは決して悪くない。だが不安定なメンタル面をカバーするツールとして頼ってしまうのは危険ということだ。

更年期はメンタルが落ちること以外にも**睡眠障害**、**骨粗鬆症**《こつそしょうしょう》などさまざまな不調が襲う。中でも睡眠障害には注意が必要だ。寝付けないからといって、ついついお酒を飲んでしまい、それが常習化してアルコール依存症になる人が少なくないという。吉野さんも「お酒で眠ろうとするのはやめたほうがいい。夜にカフェインが入った飲み物を控えたり、寝る前にストレッチをするなど、お酒以外の方法を試しましょう。どうしても寝付けない場合は、医師に相談したうえで、睡眠薬なども検討しましょう」とアドバイスする。

更年期には糖質の少ないお酒を選ぶ

更年期といえば、もう一つ忘れてはならないことがある。それは「代謝が落ちることによって引き起こされる肥満」である。実際、バリバリ更年期の私も若いときと比べ、食べたら食べた分だけ素直に体重が増えるようになった。油断していると5キロくらい簡単に太る。吉野さんによると「更年期は太りやすく、痩せにくい」とのこと。自身の実体験をもって分かってはいるが、やっぱり酒はやめられない……。ああ、どうしたらいいのだろう？

「代謝は、20代から徐々に落ちていきます。若い頃と同じように、飲んだり食べたりしていれば太って当然ですよね。私の周囲の更年期の女性は、**10〜20キロ太ってしまった**人も珍しくありません。中には太り過ぎで、顔まで変わって、すぐに本人だと分からないという人もいらっしゃいます。とにかく更年期は太りやすいのです。

このため、飲むお酒の種類も注意したほうがいいでしょう。肥満対策という面では、糖質を多く含むビールや日本酒のような醸造酒ではなく、糖質ゼロの本格焼酎やウイスキーなどの蒸留酒を選んだほうがいいでしょう。醸造酒の中では、ワインは比較的糖質が少ないのでお勧めです。

おつまみも、ハイカロリーの揚げ物や、お好み焼きや焼きそばなどの炭水化物は避け、豆腐やおひたしのように低カロリーのものを選ぶよう心がけましょう」

「**10キロ単位で太る**」と聞くと、背筋が寒くなる。吉野さんが言うように、更年期は若い頃と同じ飲み方をしては太る一方なのだ。また、食生活に加え、定期的な運動を行うことも更年期太りを避ける秘訣だ。代謝が下がった分、運動で補うことはとても大切なのだ。

女性は月単位、そして長い人生の中のイベントによって体調やメンタルが大きく変化する。女性の社会進出が進み、アルコールを飲む機会が増えた今こそ、飲み方を見直してみてはいかがだろうか？

第6章

飲んでよかった！
酒の健康パワー

本格焼酎のパワーで「血栓」を撃退!?

答える人：須見洋行さん
倉敷芸術科学大学名誉教授

高血圧、**脂質異常症**といった生活習慣病は、日々酒を飲む左党にとって、非常に気になるもの。アルコールは中性脂肪を増加させるとされ、高血圧との関連も指摘されている。加齢につれ、血管も老化するのと同時に、血液にも変化がみられるようになる。いわゆる〝**血液ドロドロ**〟と呼ばれる状態で、この原因には脂質や糖質に偏った食生活、定期的な運動の不足、ストレス過多などが挙げられる。左党の場合、食生活に関しては、おつまみも要注意となる。

血液ドロドロの状態はやがて、血管の内皮細胞を傷つけ、そこに血の塊を作る。これが「**血栓**」と呼ばれるものだ。血栓は知らず知らずのうちに血管内で〝大きく育ち〟、血液の流れをだんだんと滞らせて、**動脈硬化**、**心筋梗塞**、**脳梗塞**といった死に至るような重篤な疾患を引き起こす。しかもこの血栓、動脈や静脈、さらには肺、心臓、脳内と我々が全く予知できない器官に、いうなれば「所構わずできてしまう」のだから厄介なのだ。

実は、この忌々しい「血栓」を溶解する働きが酒にはあるという、左党にとっては喜ばしいデータが存在する。酒が持つ血栓の溶解効果について、倉敷芸術科学大学名誉教授の**須見洋行**さんに聞いた。

芋焼酎・泡盛で血栓を溶解する物質が倍増

「血栓は血液中の血小板が凝集してできたものですが、そこに『**フィブリン**』と呼ばれる繊維状のタンパク質を引き寄せるために、強固な血液の塊になっていきます。正常な体（血管と血液）であれば、血栓の溶解に関わる酵素『**t－PA**（組織プラスミノーゲン活性化因子）』や『**ウロキナーゼ**』といった物質が血管内皮細胞から分泌されて、血漿《しょう》中に含まれる『**プラスミノーゲン**』という酵素に働きかけて、活性型の『**プラスミン**』というタンパク質分解酵素を作り出します。これが血栓を大きくしていくフィブリンを分解し、血栓を溶解していきます」

血栓を溶解する仕組み

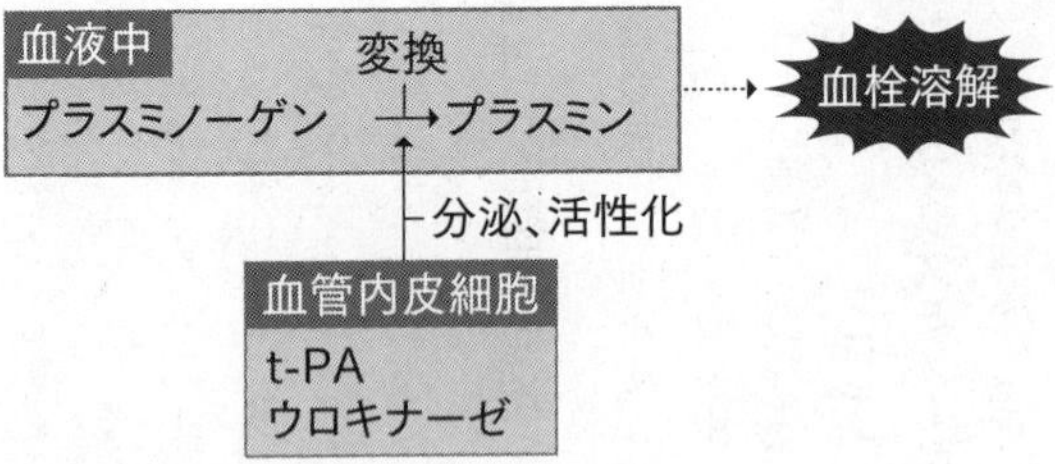

血管内皮細胞から分泌される「t-PA」「ウロキナーゼ」といった物質は、タンパク質分解酵素「プラスミン」の前駆体である、血漿中「プラスミノーゲン」に働きかける。プラスミンは、血栓を大きくする元の「フィブリン」を溶解する。

お酒とひと口に言っても、ビール、日本酒、ワインなど、さまざまなタイプがある。

「実は**焼酎**と**泡盛**にt－PAやウロキナーゼの分泌、活性を促す効果があることが実験で分かりました。『酒を飲まない人』と『本格焼酎』『泡盛』を飲んだ人で比べると、t－PAやウロキナーゼの活性は、実に倍近くになっていました」

ここで言うところの焼酎とは、「甲類（ホワイトリカー）」や「甲乙混和焼酎」ではなく、「**乙類**」といわれる、単式蒸留器で蒸留した昔ながらの**本格焼酎**を指す。芋、麦、米など、多くの種類の本格焼酎があるが、中でも須見さんが勧めるのは**芋焼酎**、そして泡盛である。

「24種類の焼酎で実験した結果、芋焼酎と

焼酎や泡盛がt-PAの活性を促す結果に

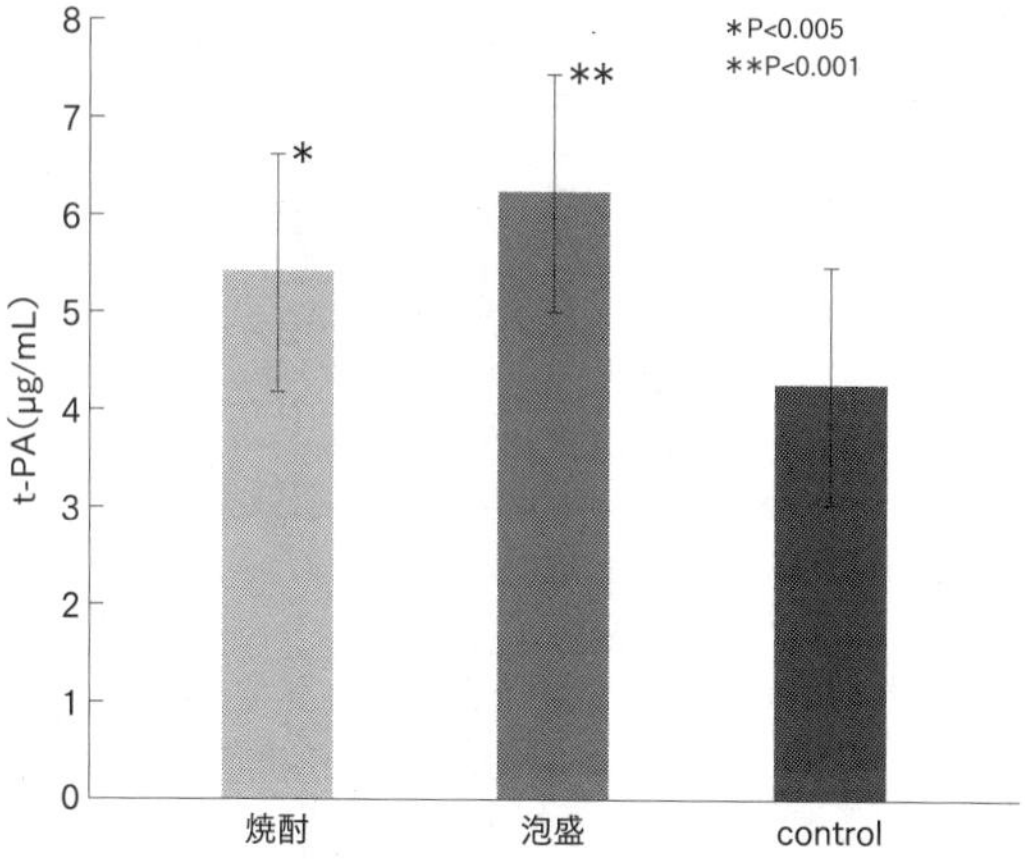

一般成人を対象にしたコントロール(24人)に対し、泡盛(15人)または焼酎(19人)を飲んでもらい、その後の「t-PA」の活性を測定した。その結果、コントロールに対して、焼酎、泡盛のいずれもで、t-PAが有意に増加していることが分かった。(醸協 2014;109(3):137-146.)

泡盛の一部にt－PA、ウロキナーゼの分泌、活性を高めることが分かりました。残念ながら芋焼酎や泡盛に含まれるどの成分が、2つの物質の活性を促すのかは、まだ特定されていません。現在のところt－PA、ウロキナーゼはいずれも詳しい産生や分泌のメカニズムが分かっていません。ですが、2つの活性を促すのに最適だとされる量は、純アルコールに換算して1日に30ミリリットル程度であることが分かっています」

本格焼酎で言えば、**120ミリリットル程度**。左党にとっては、「そんな殺生な」とうめきが漏れるような量かもしれないが、何事も〝適量〟が肝心というわけだ。「健康効果を高める観点からいえば、ほんの少しお酒を飲み、ほろ酔いになるくらいがちょうどいい」と須見さん。いくら芋焼酎が良いからと言って、たくさん飲めば飲むほど血栓ができにくくなるという都合のいいことにはならないらしい。

酒の香りを「嗅ぐ」だけでも分泌を促す

さらに、芋焼酎と泡盛には、「飲む」ことに加えて、香りを「嗅ぐ」ことでも先のt－PAを活性化させることが、須見さんの実験によって明らかになったという（醸協2014;109(3):137-146）。その秘密は、芋焼酎と泡盛が持つ特有の「香気成分」にある。

「芋焼酎には、バラの香りの主成分の一つであるβ－フェニルエチルアルコールをはじめとして、リンゴの香りに似たカプロン酸エチルなど、数多くの香気成分が含まれています。その中で、先のβ－フェニルエチルアルコールに、t－PAを有意に活性化させることが分かりました。つまり、芋焼酎の香りを嗅ぐことでも、血栓を溶解する効果が期待できると言えるのです」

確かに原材料の香りを生かした芋焼酎は、その良い香りを嗅ぐだけで、リラックスするという人も少なくない。香りを嗅ぐだけよいとなれば、「芋焼酎は匂いが独特だから飲むのは苦手」という人にとっても朗報である。

本格焼酎には善玉コレステロールを増やす効果も

今のところさまざまなタイプのお酒を比較した試験は行われていないとのことだが、須見さんによれば「香りによるリラックス効果が何かしら分泌や活性に影響していると、私は仮説を立てています。芋焼酎や泡盛だけではなく、香気成分が豊富なブランデーなどの蒸留酒のほか、香り高い日本酒といった醸造酒などにも、t－PAやウロキナーゼの分泌、活性を上げる効果があるかもしれない」という。その後の研究により、焼酎、泡盛は血小板凝集阻害能を持つことも確認された。

「飲んでよし、嗅いでよし」の本格焼酎。須見さんは「芋焼酎と泡盛に限らず、そもそも本格焼酎には**HDLを増やす効果もある**」と補足する。HDLはコレステロールを血管壁でとらえて肝臓へ運ぶ役割を担うことで、心筋梗塞や動脈硬化のリスクを下げることが明らかになっている（HDLコレステロールのことを「善玉コレステロール」と呼ぶ）。加えて本格焼酎は糖質もゼロ。肥満を気にする人にとって、これほど最適なアルコール飲料はないのではなかろうか。
蔵元の次代を担う若手の台頭によって、おいしさと個性で再び見直されている本格焼酎と泡盛。その大いなる健康効果にも注目したい。

「焼酎のつまみに納豆」で血栓を対策！

25ページでは、悪酔い対策として「おつまみに納豆」を勧めている。実は本格焼酎のつまみに納豆を加えることで「血栓溶解がさらにアップする」といううれしい効果が隠されていることが分かった。

「納豆のネバネバ成分には、タンパク質分解酵素のナットウキナーゼが含まれています。納豆を主にしたおつまみとともに本格焼酎を嗜めば、先にご紹介した本格焼酎の血栓溶解作用との相乗効果が期待できます。また納豆の薬味に合うネギ類にも血小板の凝集を阻害する効果があるので、意識的に混ぜるといいでしょう」

納豆に含まれる健康成分の「ナットウキナーゼ」を発見した須見さんもプッシュするおつまみの提案。「焼酎には納豆」を合言葉に、今宵の晩酌からすぐに実践してみよう。

赤ワインはなぜ健康にいいのか？

答える人：佐藤充克さん
山梨大学ワイン科学研究センター

今や当たり前のように、飲むお酒の選択肢に入っているワイン。ワインバルや立ち飲みワインバーなどもここ数年で一気に増え、居酒屋のメニューにワインが普通に並ぶようになった。チリやオーストラリアなどのニューワールドのワインが入ってくるようになり、品質の高いワインが手軽に楽しめるようになったことが背景にある。

コンビニや大手スーパーで扱っているワインも明らかにおいしくなっており、それでいて値段も安い。ワインは一昔前までの「特別なときに飲む高価なお酒」ではなく、普通に日々楽しめる存在になったのだ。実際、現在は「**第7次**」ワインブームの真っただなかで、国内のワインの消費量は過去最大になっている。

ワインブームの背景の一つには国産ワインの質の向上もある。フランスの国際ワインコンクール「レシタデル デュ ヴァン」をはじめ、世界各国のワインコンクールで受賞したワインが登場するまでになっている。

「フランス人は心疾患の死亡率が低い」報道でブームに

ワインといえば、今から十余年ほど前に赤ワインの健康効果がマスコミで大きく取り上げられ、一大赤ワインブームが巻き起こったことをご記憶の方も多いと思う。赤ワイン人気が急上昇したきっかけが、「**フレンチ・パラドックス**」だ。

フレンチ・パラドックスとは、「**フランス人は喫煙率が高く、バターや肉などの動物性脂肪の摂取量が多いのに、心疾患による死亡率が低い**」という説を指す。

フランスのルノー博士らによる、10万人を対象にした乳脂肪（動物性脂肪）およびワインの消費量と、虚血性心疾患（心筋梗塞・狭心症）の関係性の調査により、1990年代前半に明らかとなった。その内容を米CBSがテレビで報道したところ、停滞していたワインの売り上げが急増する社会現象が起こった。日本でも1997年くらいから赤ワインの健康効果が各メディアで取り上げられた。この影響でそれまでは日本酒や焼酎一辺倒だった人も、赤ワインを口にするようになった。

こうした経緯もあって、「赤ワインに含まれる**ポリフェノール**がカラダにいい」という話を、左党でなくとも一度は耳にしたことがあるだろう。だが、ポリフェノールならお茶にも含まれている。それなのになぜ、赤ワインばかりが取り沙汰されるのか、白ワインや、他の酒ではダメなのかなど、さまざまな疑問が頭に浮かぶ。

そこで、メルシャン酒類研究所を経て、山梨大学ワイン科学研究センターで赤ワイン、ポリフェノールの研究を行う**佐藤充克**さんに聞いた。

ポリフェノールとはそもそも何か？

「赤ワインが注目されるようになったのは、豊富に含まれるポリフェノールによるものです。確かに、ポリフェノールはお茶などの他の飲料や食品にも含まれていますが、赤ワインは含まれている量が圧倒的に多いのです。緑茶と比べると、赤ワインには実に6倍ものポリフェノールが含まれています。ポリフェノールはビールや日本酒など、他の醸造酒にも含まれていますが、赤ワインの含有量は圧倒的です」

赤ワインの健康効果の話になると、必ずといっていいほど出てくる「ポリフェノール」。

ポリフェノールの構造の例

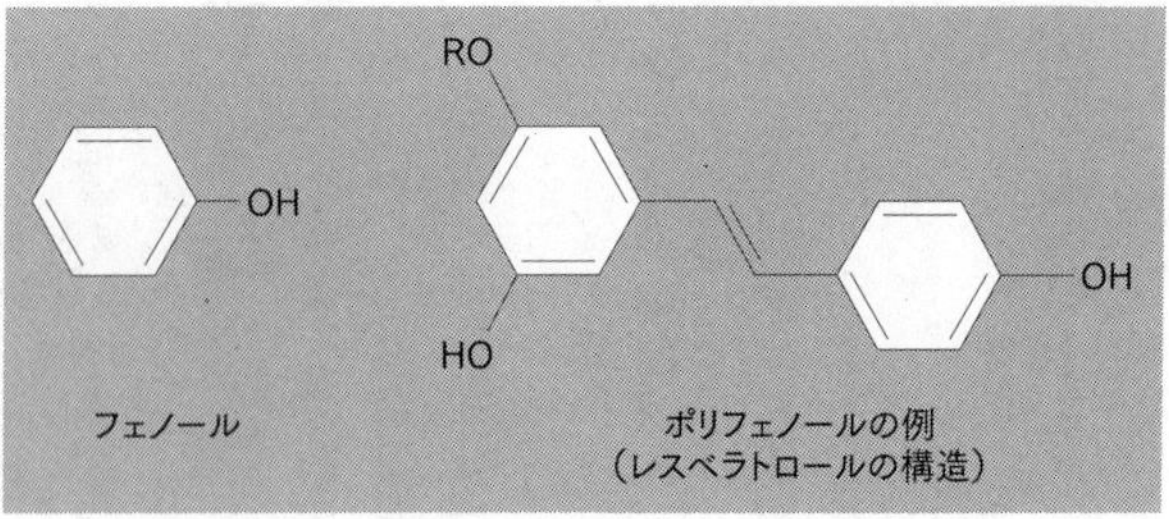

ポリフェノールは、フェノール(図の左側)が複数結合した化合物の総称だ。OH基が多い物質ほど抗酸化作用が強くなる。

そもそもポリフェノールとは何なのだろうか?

「ポリフェノールは、植物が光合成によって生成する色素や苦味の成分で、活性酸素による酸化からカラダを守る抗酸化物質です。植物が自らを守るために作り出した成分なので、基本的に植物ならポリフェノールを含んでいます。ポリフェノールは5000以上の種類があり、赤ワインに含まれる代表的なものは、アントシアニン、レベラトロール、タンニンなどが挙げられます。

ポリフェノールは亀の甲のような形をしたベンゼン環に、ヒドロキシ基(OH基)がついた〝フェノール〟と呼ばれる物質が複数結合した構造をしています。OH基が多いほど抗酸化作用が強くなります。

ワインは含まれるポリフェノールの量が多いだけでなく、**カラダに吸収されやすい**という特徴が

ぶどうの果皮と種子に多い

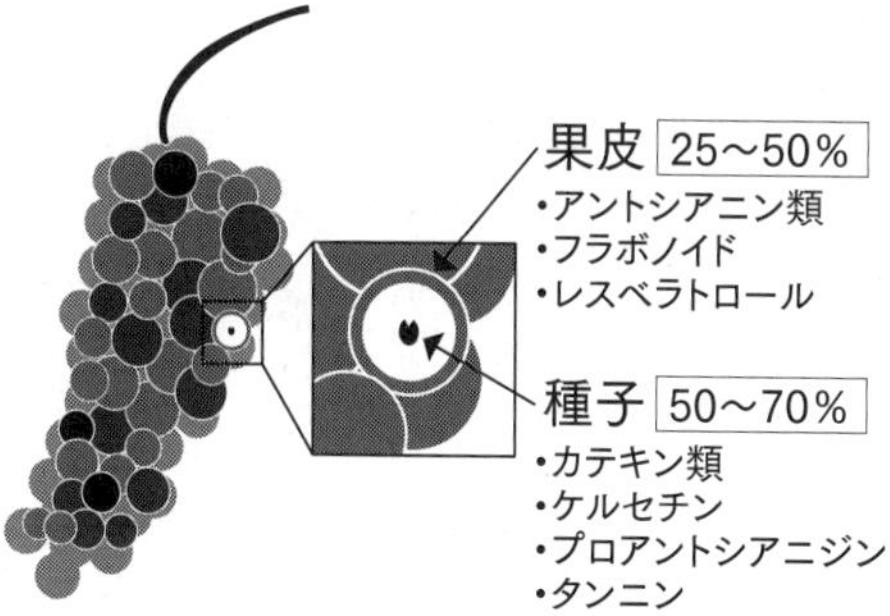

ぶどうのポリフェノールは主に、果皮と種子に含まれている。果汁などにも少量含まれるが、全体の数%程度と少ない。

あります。前述のようにポリフェノールは、野菜や果物にも豊富に含まれていますが、野菜や果物の組織内に含まれるポリフェノールは、水に溶けにくいため人の腸で吸収されにくいのです。一方、ワインには体内に吸収されやすい〝溶解した形〟で多量に存在しているため、体内に効率よく取り込まれるのです」

佐藤さんによると、「ブドウの果皮と種子に多くのポリフェノールが含まれている」という。赤ワインは果皮、果汁、種子のすべてを加えて発酵させ、発酵を終えた後も特有の色や渋みを出すため、しばらくそのまま漬け込む。果皮と種子を除いて仕込む白ワインに比べ、赤ワインのポリフェノールが豊富なのは、こうした醸造法の違いが大きく影響している。

ちなみに、佐藤さんによると、白ワインでも樽貯蔵したタイプはポリフェノールの含有量が多いという。樽に使われる木からポリフェノールがワインに移るからだ。カリフォルニアの白ワインのように樽の香りが強いものはポリフェノールが多く含まれるのだ。

カベルネが一番効果あり!?

では、赤ワインの健康効果について、詳しく見ていこう。赤ワインに含まれるポリフェノールの健康効果はいくつもあるが、真っ先に挙げられるのは冒頭で記した「フレンチ・パラドックス」に起因する虚血性心疾患、動脈硬化に対する効果だろう。フランスのルノー博士らの報告後は、心疾患、動脈硬化に対する作用の論文発表が相次いだ。

「米カリフォルニア大学デービス校のフランケル博士は、ワイン由来のポリフェノールによるLDL（悪玉）コレステロールに対する抗酸化能力をビタミンEと比較しました。その実験から、赤ワインのポリフェノールはビタミンEの半分の濃度で、LDLコレステロールの酸化を防いだという結果が出ています。この〝**酸化を防ぐ**〟という部分がとても重要なのです。LDLコレステロールはそのままでは悪さをせず、活性酸素によって酸化さ

銘柄による活性酸素消去能とポリフェノール含量の違い

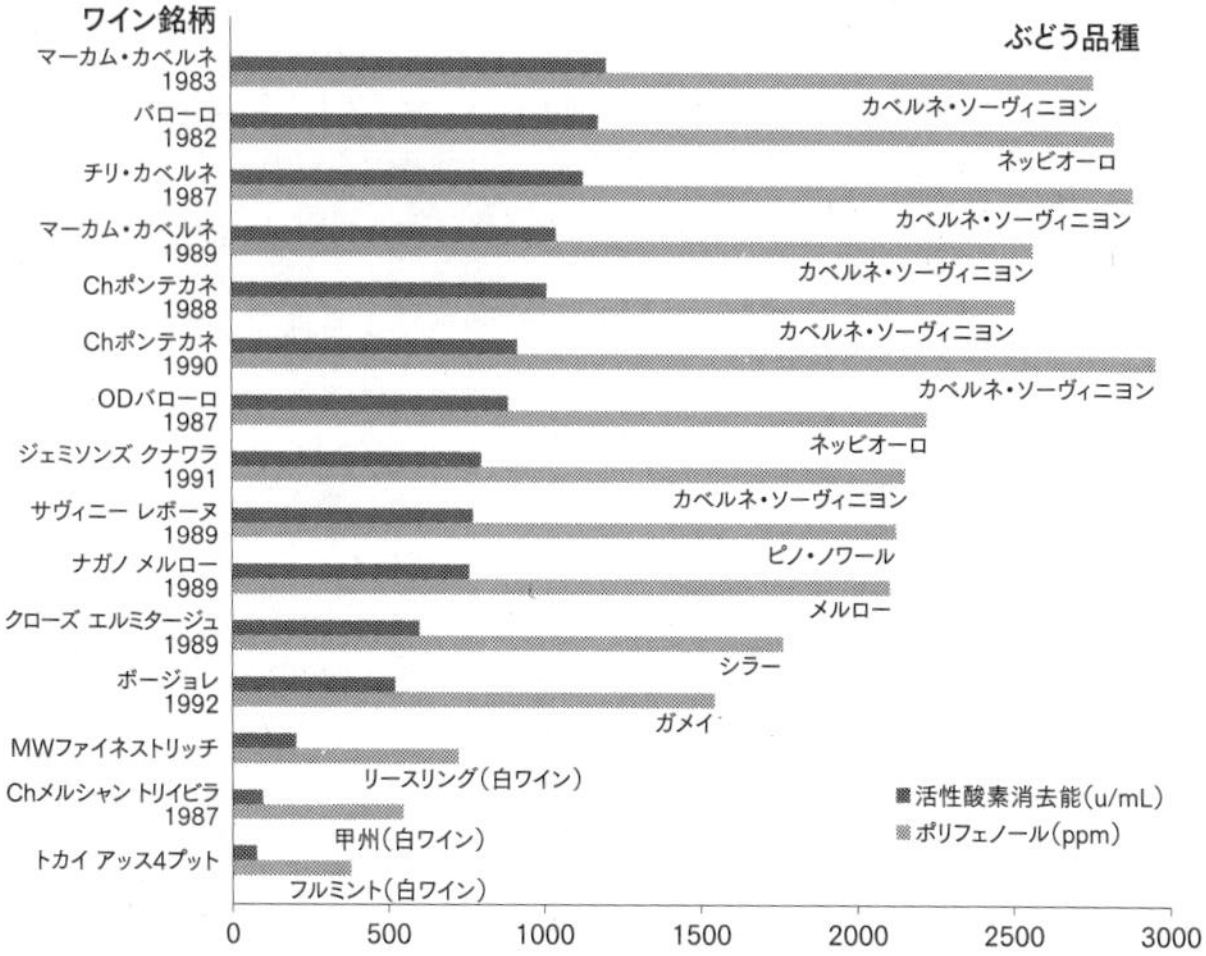

活性酸素消去能は、実際に活性酸素を消去する能力を示す。この値が大きいほどより強い抗酸化能力がある。熟成を重ねたワインの方が活性酸素消去能が大きい。ぶどうの品種別にみると、カベルネ・ソーヴィニヨンが一番多いことがわかる。白ワインにもポリフェノールは含まれるが、赤ワインに比べると量は少ない（1995～1996年に佐藤教授らが発表）。

れることで、初めて動脈硬化の原因となります。赤ワインのポリフェノールは、活性酸素を取り除く効果が高いのです。私自身の実験でも、赤ワインのポリフェノールのなかの**アントシアニン**（赤ワインの色素の素）が活性酸素を消去する効果が高いことが確認されました」

ＬＤＬコレステロールが高めの左党には朗報である。

さらに佐藤さんは、赤ワインの種類や熟成年数による抗酸化作用（活性酸素の消去能力）についても調査している。

「若い赤ワインよりも熟成を重ねた赤ワインの方が、抗酸化作用が高くなる傾向が確認できました。**ピークは約5年**で、その後は緩やかに効果が減っていきます」

ブドウの品種では、**カベルネ・ソーヴィニヨン**が最もポリフェノールを含み、抗酸化作用が高かった。カベルネ・ソーヴィニヨンは、ボルドーのメドック地区のワインやチリ、カリフォルニアなどのワインで使われる品種で、ボディがしっかりしたタイプのワインだ。

つまり、ボディがしっかりした重めのタイプの方が健康にはいいということになる。

赤ワインは認知症にも効果あり

抗酸化作用に加え、昨今、注目されているのが果皮に含まれる**レスベラトロール**だ。聞き慣れないこのポリフェノールは、脳の機能を円滑にし、記憶力の回復やアルツハイマー病を予防する効果があるという。

「ボルドー大学中央病院が65歳以上の3777名を対象に、飲酒量と死亡率、認知症、アルツハイマー症のリスクを3年間にわたって調査したところ、驚くべき結果が出ました。ワインを毎日3～4杯（375～500ミリリットル）を飲んでいるグループと、非飲酒グループでの発症リスクを比較したところ、**認知症は5分の1、アルツハイマー症は4分の1、死亡率は約30％低下**したことがわかったのです（1997年発表）。これはリスベラトロールが、外界刺激を伝達する酵素『MAPキナーゼ』を活性化するためと考えられています」

レスベラトロールが、老化を抑制する機能を持つサーチュイン遺伝子を活性化させ、寿命を延ばすという報告も発表されている。2006年には、リスベラトロールによってマウスの寿命が延びるという論文が発表された（Nature. 2006;444:337-342)。高カロリーのエサを与えるとマウスは短命になるが、レスベラトロールを同時に与えると普通食と同様に

ワインと認知症やアルツハイマー病との関係

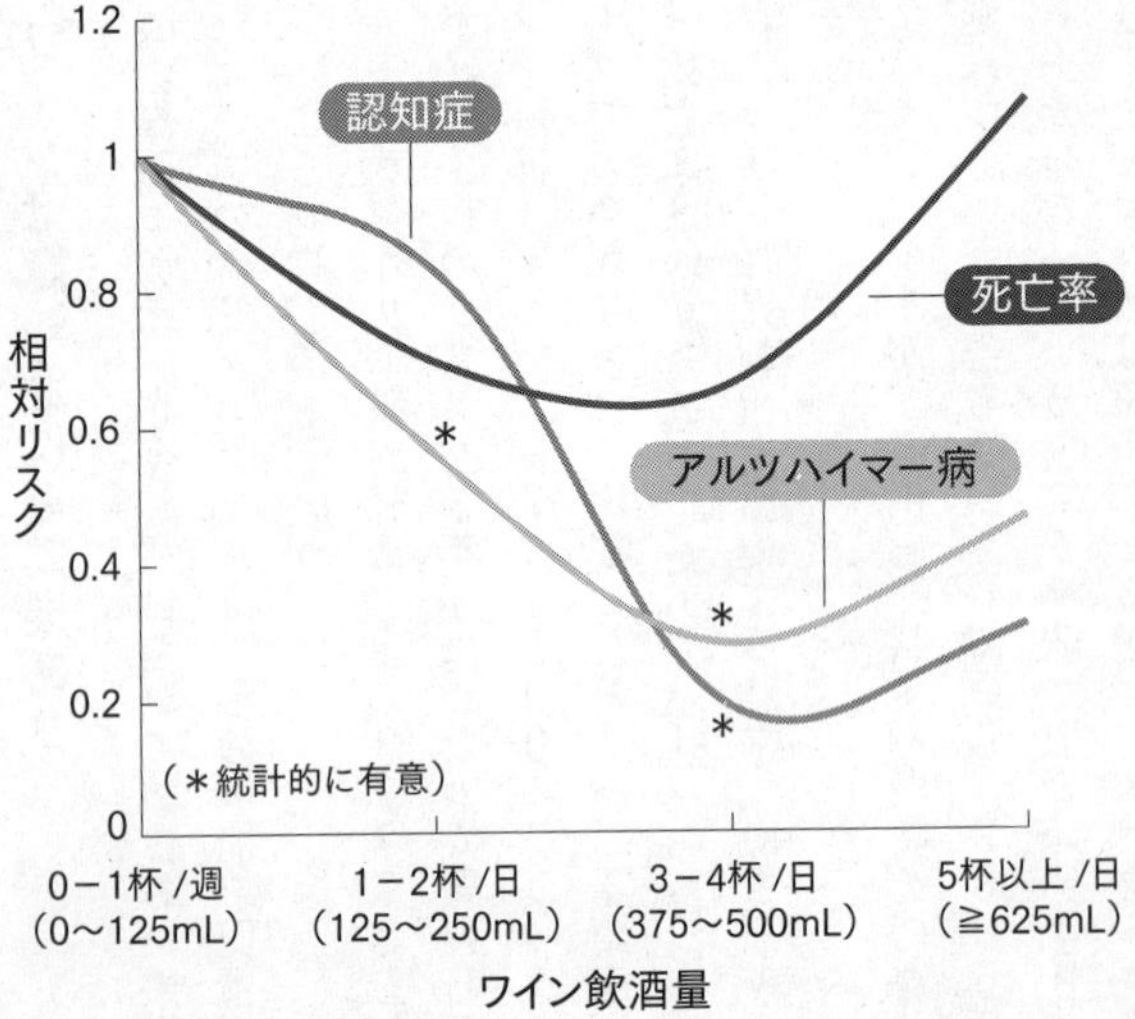

ボルドー大学中央病院が65歳以上の3777人を対象に3年間にわたって調査した結果。論文筆者の1人、J.-M.Orgogozo氏から佐藤教授がデータを受け取ったものを改変。（Rev. Neurol(Paris). 1997;153(3):185-192）

生存したというものだ。この発表により、アメリカではレスベラトロールのサプリメントが売り切れる事態になったという。日本でも複数のメーカーが「長寿遺伝子を活性化させる」「アンチエイジング」などとうたってサプリメントを販売している。

赤ワインにはレスベラトロールが1リットル当たり10ミリグラム程度含まれる。日常的に飲む酒を赤ワインに変えれば、こうした効果の恩恵に大いにあずかれそうだ。

赤ワインには、**ヘリコバクター・ピロリ（ピロリ菌）の殺菌作用**もある。カリフォルニア州立大学フレズノ校の実験では、市販の赤ワインなどが15分以内にピロリ菌の増殖を阻害したという結果が出ている（１９９６年発表）。このほか、佐藤さんらの研究によって、血液の柔軟性が増し、毛細血管の血流が促進されることも分かっている（１９９９年発表）。

このようなさまざまな研究結果を見ていくと、数あるお酒のなかで、なぜ赤ワインばかりがフィーチャーされるのか、その理由がよく分かる。

男性ならワイングラスで2杯程度が適量

とはいえ、大量に飲めば健康どころか、アルコールの弊害の方が大きくなってしまう。

ではどのくらいの量が「適量」なのだろうか？

「純アルコールに換算して10～30グラム、つまり100～300ミリリットルが適量と呼ばれる範囲で、**ワイングラスにして2杯程度**です。女性の場合、アルコールによって、乳がんをはじめとするリスクを受けやすいので100ミリリットル程度が理想です」

左党からすると、「ワイングラス2杯」は物足りない……。だが「毎日ではないなら、2人でボトル1本を空ける程度なら許容範囲でしょう」と佐藤さん。要は純アルコールに換算して、週で150グラム内（週2日は休肝日）に収めればいいのだ。

赤ワインが苦手な人は料理に使って、ポリフェノールを摂るという手もある。「赤ワインのポリフェノールは加熱しても壊れにくく、約6割残ると言われています。料理に使えば味に深みも出ますし、一石二鳥です」

牛肉の赤ワイン煮を食べながら、フルボディの赤ワインを飲む……。想像しただけで喉が鳴る。おいしくて、つい飲み過ぎてしまいそうだが、二日酔いになるほど飲んでしまえば、せっかくの健康効果も水の泡。何事もほどほどが肝心である。

日本酒は酔える化粧水？　アミノ酸が肌にいい！

答える人：若月佐恵子さん　福光屋

かつて高級化粧品のCMのキャッチコピーでもうたわれたことがあるが、日本酒造りに携わる杜氏《とうじ》や蔵人《くらびと》、蔵の女将の肌はきめ細かく、色白で美肌の人が多い。

私自身、日本酒に関わる仕事を始めて15年になるが、20代の頃よりはるかに肌のコンディションは良い。試しに化粧品売り場で水分量をはじめとする肌年齢を計ってもらったところ、実年齢より10歳以上も若いという計測結果が出た。私はほぼ毎日のように日本酒を飲んでおり、日本酒コスメも愛用している。肌診断の結果を見て、「うーん、これは日本酒効果に違いない」と思った次第である。

同時に思い出したのが、私が幼い頃に出会った元芸者の高齢者の女性である。幼稚園から小学校低学年までの短い期間をすごした街はもともと宿場町で、若い頃に芸者を経験した高齢の女性が多く住んでいた。「タバコ屋のおばあちゃん」の愛称で親しまれていたその女性は、80歳をとうに超えているというのに、肌が抜けるように白く、まさに博多人形を思わせるほど。

私が肌の美しさを褒めると、「芸者時代、客が飲み残した日本酒を手に取り、顔や首に化粧水代わりに塗っていた」と話してくれた。当時は未成年ゆえ、日本酒を手にすることはできなかったが、40余年経った今でも、彼女の肌の美しさと「日本酒は肌にいい」という話は克明に覚えている。

そういえばこのところ、以前にも増して、日本酒の成分を入れた美容商品をあちこちで見かけるようになった。かの「獺祭」を醸す旭酒造（山口）も「手造り酒粕石鹸」を出しているし、「白鹿」（兵庫、辰馬本家酒造）が開発した日本酒由来成分「αGG」を配合した化粧品は、かねてから美のアンテナの高い女性から支持されている。

日本酒は肌にいいのは本当だろうか。日本酒そのものを肌に塗って効果は出るのだろうか。日本酒のどの成分が効くのか。さまざまな疑問が頭に浮かぶ。

そこで今回は、寛永2年（1625年）創業という老舗酒蔵である金沢「福光屋」の店舗事業部責任者、**若月佐恵子**さんに話を聞いた（所属は取材時）。福光屋は、醸造アルコ

日本酒、ワイン、ビールなどのアミノ酸の含有量比較

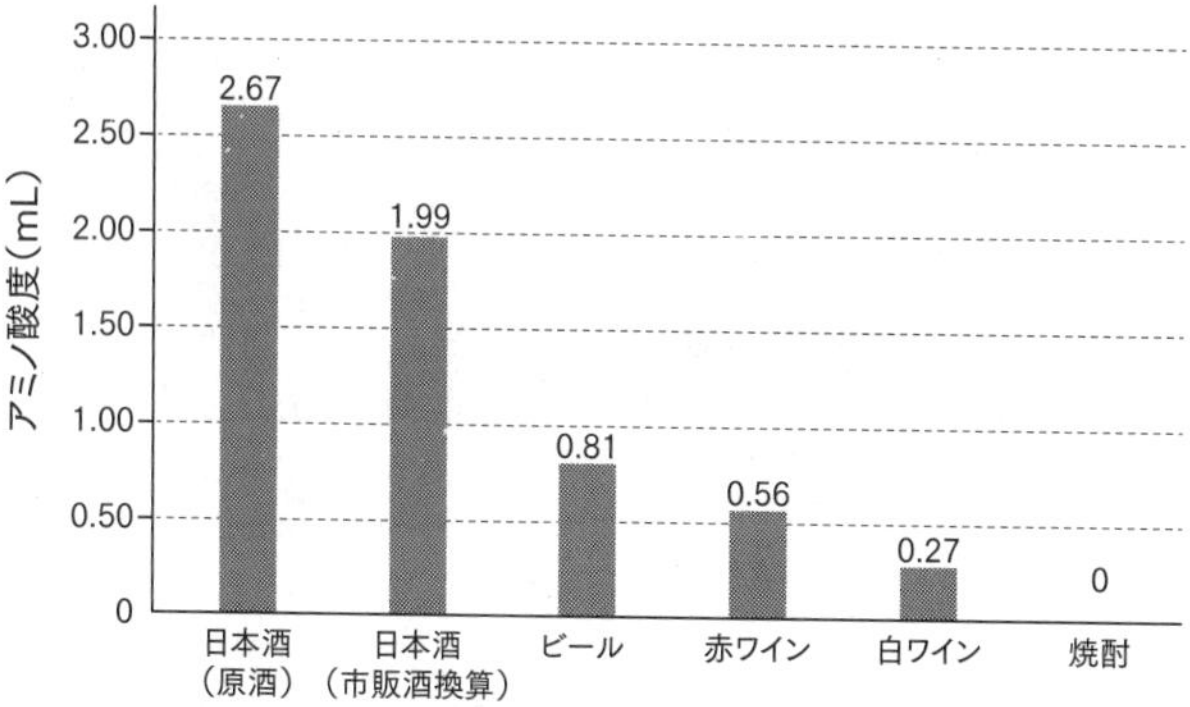

日本酒は、他のお酒と比較してアミノ酸の含有量が多い。グラフのデータは福光屋が分析したもの（日本酒は福光屋の商品、他のお酒は市販されている商品。商品によって異なる可能性がある）。

ールを添加する日本酒が主流だった時期に「純米蔵宣言」をした先進的な酒蔵だ。自ら日本酒の研究所を持ち、1990年代から米発酵技術を生かした美容への研究を始めるなど、先端的な取り組みにも熱心な酒蔵として知られている。

日本酒は圧倒的にアミノ酸が豊富！

「日本酒にはグルタミン酸、アラニン、ロイシン、アルギニンといった、多くの**アミノ酸**がバランス良く含まれています。白ワインと比較すると約10倍と、多種ある酒類のなかでも断トツで

日本酒に含まれる主なアミノ酸

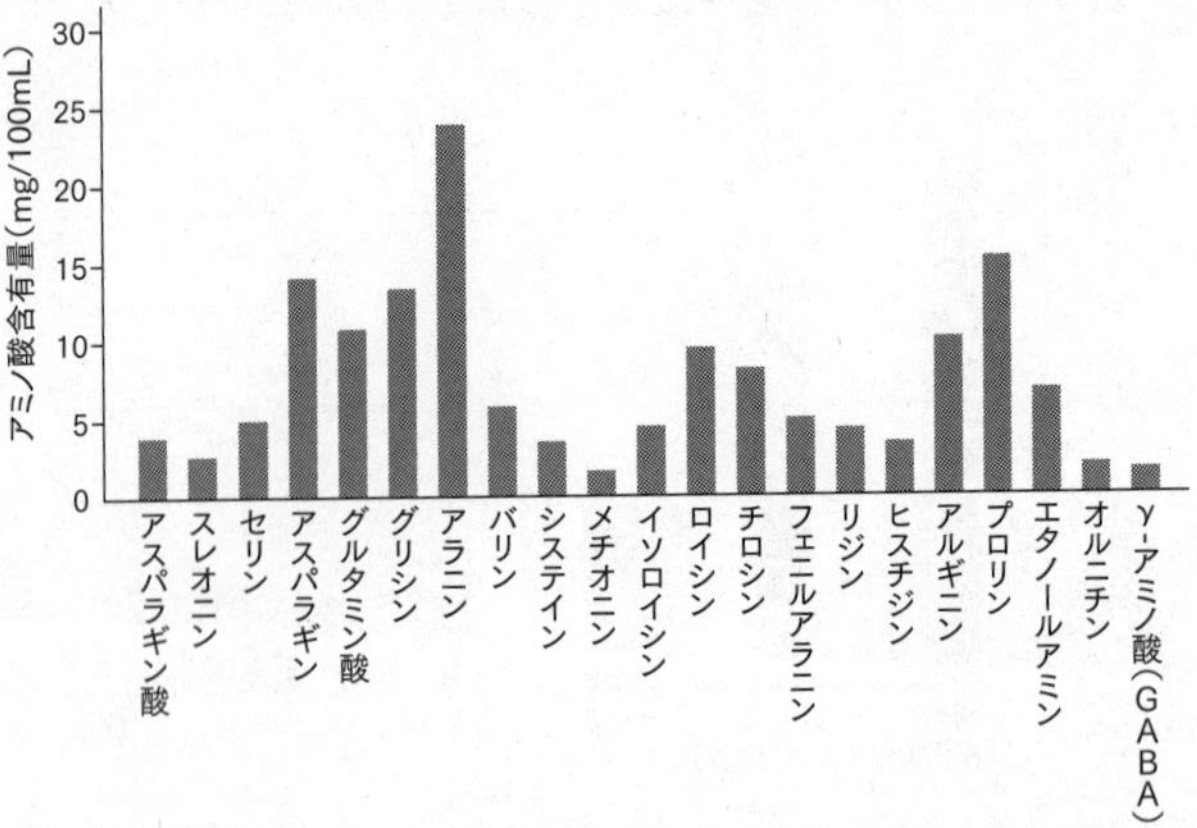

日本酒は20種類以上のアミノ酸を豊富に含んでいる。調査対象の日本酒は福光屋製の純米酒（石川県工業試験場調べ）。

す。アミノ酸はコラーゲンをはじめとした肌を構成するタンパク質の原料。また肌の角質層に含まれる**天然保湿因子**（NMF）の主成分もアミノ酸です。アミノ酸は〝美肌の素〟とも言える、お肌には欠かせない物質です。日本酒を肌につけることで、お肌がしっとりするのはこのためです」

日本酒に含まれるアミノ酸は実に20種類を超える。保湿という観点から見ると、最も重要なのは「**セリン**」。これは肌にもともと備わっている天然保湿因子の主成分で、これが潤いの元となる。

日本酒にはこのセリンのほか、グリシン、アラニン、スレオニン、アスパラギン酸といった、天然保湿因子を構成するアミノ酸が含まれている。やはり日本酒の美肌効果は本当だったのだ！ これからは宴会の席で日本酒を飲むのはもちろん、余ったら手や顔につけてみよう！

なお、飲料用の純米酒を塗れば確かに潤うが、敏感肌の人やアルコールに弱い人には刺激が強過ぎる。若月さんは「事前に腕の内側などにつけて、問題がないことを確認していただくのがおすすめです」という。肌に合わない場合は、アルコールを完全に飛ばしてから塗るといい。ただし保存料が入っていないので、冷蔵庫で保管し、1週間以内に使い切るようにしたい。

純米大吟醸より純米酒の方がいい？

しかし日本酒だったら何でもいいのだろうか？ 先ほど少し触れたが、日本酒は大きく分けて、醸造アルコールを添加した「アルコール添加タイプ」と、醸造アルコールを添加しない「純米酒タイプ」がある。日本酒にこだわる左党に支持されているのは、お米と麹だけで造る純米酒だ。

「お肌に良いとされるのは、醸造アルコールを添加していない**純米酒**です。純米酒とは醸造アルコールを添加せず、水とお米と麹だけで造られているピュアなお酒を指します。純米酒のほうがアミノ酸が豊富に含まれています」

なるほど、お米と麹だけで造った純米酒のほうが効果があるのだ。では、純米酒ならどれでも同じなのか。

「値段が高く、お米をたくさん磨いて造った高価な純米大吟醸酒のほうが良いと思われがちですが、お肌には断然、純米酒のほうがいいのです」

米を多く磨いて造った高価な純米大吟醸酒より、値段の安い純米酒のほうが肌に良いとは、財布にとっても朗報だ。しかしなぜ、純米大吟醸酒よりも純米酒の美容効果が勝っているのだろうか？　それには「日本酒の製造方法が関係している」という。

「日本酒は原材料となる米を磨くほど、雑味が少なく、フルーティな味わいになります。純米大吟醸酒はその最たるお酒です。実はこの「雑味」に関係しているのがアミノ酸で、多過ぎると「雑味」と感じやすく、ほど良いと「旨味」と感じます。飲むことだけを考えれば、アミノ酸の含有量はほどほどが飲みやすいのですが、美肌を目的とすると、多ければ多いほどいい。つまり米をあまり磨かないで造ったアミノ酸豊富な純米酒の方が、美肌効果が高いということになるのです」

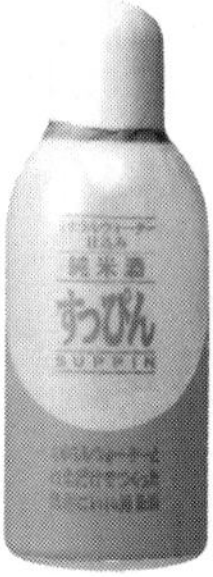

福光屋の“肌に塗るための”日本酒「純米酒すっぴん」。アルコール13％の本物の日本酒だ。アミノ酸を多く含むのが特徴。飲むこともできる。

金沢の芸妓のひと言から商品に

福光屋は、1990年代から美容の研究にも取り組んでいる。今でこそ、日本酒成分を使った化粧品が増えているが、なぜ福光屋は化粧品開発に携わるようになったのか。

「金沢のひがし茶屋街の芸妓さんのひと言がきっかけになりました。金沢の芸妓さんが、お客さんの飲み残した日本酒を肌につけていたのです。その芸妓さんはとても肌が白くきめ細かかった。その芸妓さんが『日本酒はこんなに肌にいいのだから、福光屋さん、日本酒を使った化粧品を作ったら』と言ってくれたんです。その話を聞いて、当社が開発したのが『純米酒すっぴん』という商品です。これは肌につけるために開発された〝美容〟用の〝純米酒〟です。純米酒なので飲むこともできますよ」

コメ発酵液の肌の保湿効果

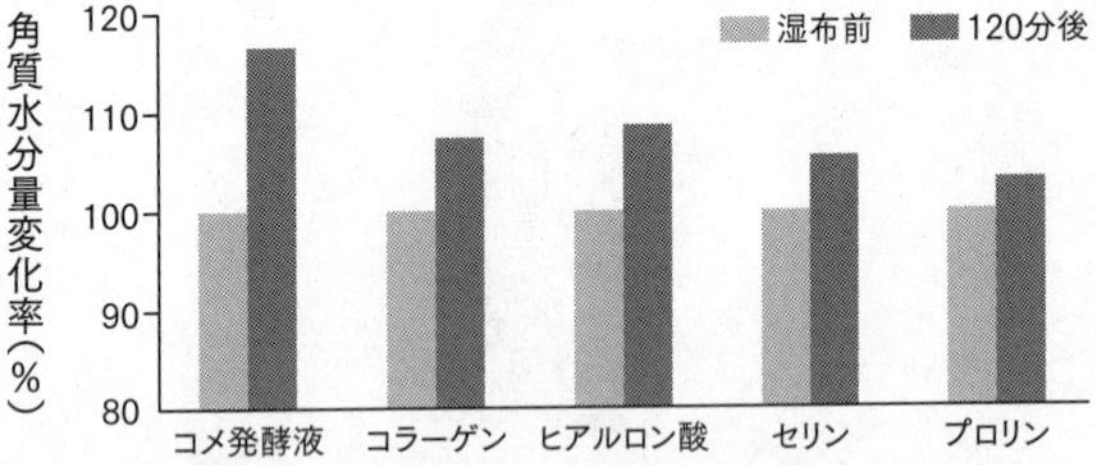

アミノリセで使われているコメ発酵液の、塗布前と塗布後120分の皮膚の角質水分量を比較したグラフ（福光屋調べ）。コメ発酵液はコラーゲンを上回る効果が得られた。

いくら日本酒が肌にいいとはいえ、肌専用の日本酒があるとは驚きだ。「純米酒すっぴん」は、一般的な日本酒よりもアミノ酸の数値が高くなるよう生成されているのが特徴で、肌につけるとすーっと馴染み、すぐにアルコールの香りも抜ける。

しかし販売に際しネックとなったのが、アルコール度が13度ある〝お酒〟だということ。お酒だから酒販免許がないと販売できない。つまり酒屋でしか販売できないのだ。

そうしたことから、福光屋は数年をかけて開発を続け、２００３年に商品化されたのがアルコール分ほぼ０%の「アミノリセ」である。

「アミノリセの主成分は、お米を麹菌、酵母、乳酸菌で約40日以上発酵させ、半年以上熟成させて造られたコメ発酵液です。美容にいいアミノ酸を多く含むように工夫して発酵させたものです。アルコールを生成させない特許技術によって発酵させていますが、日本酒の一種と考えていただいてかまいません。アミノ酸を、飲料用の日本酒の約3倍も含んでいます」

アミノリセには、皮膚に塗布することで角質水分量・水分蒸散量の改善になるGABA、荒れ肌に塗布することで角質がしなやかになり角質の水分を取り戻せるアルギニン、肌の新陳代謝を促すアスパラギン酸などが多く含まれている。

「当社で計測した結果によると、保湿効果はコラーゲンやヒアルロン酸よりも優れていることが分かりました。また、ビタミンCを上回る抗酸化力もあります」

実際に肌につけてみると、アルコール感をほとんど感じることなく、塗布してすぐに肌が潤ってくるのが分かる。これはアミノ酸の分子がコラーゲンの約3000分の1と小さいため。角質層の深部にまで浸透するからだ。アミノ酸パワー、恐るべしである。

最近では日本酒人気にともなってか、アミノリセに限らず、日本酒の美容成分を取り入れた化粧品が市場を賑わしている。「土田」を醸す土田酒造（群馬）がプロデュースする「こうじの恵」、大吟醸に含まれるコメ発酵液と酒粕を配合した「Pure daiginjo lotion」（福井、田嶋酒造）、日本酒を造る過程で生まれる米ぬかを使った「米ぬか美人」（日本盛）など、選ぶのに迷うほどだ。

日本酒風呂は効果あり？

日本酒が肌に効果があるなら、お風呂に入れても効果がありそうだ。「酒風呂」は、女優の藤原紀香さんが実践していることでも知られているが、その効果はいかに？

「日本酒のアルコール成分には血行を促進する効果があり、それによって保温、発汗効果が促されます。またアミノ酸の保湿効果によって、肌がしっとりする効果も期待できます。さらには日本酒特有の香りが、リラックス効果をもたらしてくれます。お風呂に入れる日本酒（飲料用）の量は、一般の家庭の浴槽なら1～2合が適量です」

ただし「お湯はその日のうちに流すこと」と若月さんは注意を促す。なぜなら、アルコールの発汗作用により、毛穴に詰まった汚れが浮き出るため、一度でお湯が汚れてしまうからだ。

私もさっそく酒風呂を試したところ、いつもよりも早く汗が出始め、10分も入っているとのぼせそうになった。うっすらだが汚れのラインが浴槽につくのを見ると、確かにデトックス効果が期待できそうだ。今回は飲料用の日本酒で試したが、さらに効果を期待するなら、酒風呂専用の日本酒を使うといいだろう。アミノ酸含有量の多い福光屋の「すっぴん酒風呂専用・原液」、「酒風呂　入浴美人」（千代菊）、「湯々美滴」（末廣酒造）などが販売されている。

左党にとっては「肌につけたり、風呂に入れるよりも、飲みたい」のがホンネかもしれない（「日本酒を飲んでカラダにいい話」は29ページ参照）。だがこの日本酒美容法は、酒席で女性にいかにも受けそうな話であり、覚えておいて損はない。

良薬は口に苦し⁉ ビールの苦味で認知症予防に

答える人：阿野泰久さん
キリンR&D本部健康技術研究所

「まずはビール」

居酒屋に入って、慣用句のごとく言うこのセリフ。喉がカラッカラの状態で、ゴキュゴキュと流し込むビールは、左党にとって最高のごちそうだ。

ただ、昨今は糖質制限（ローカーボ）ブームの影響か、糖質が含まれるビールを我慢している人も少なくない。私としては「ビールを我慢するより、おつまみに気をつけたほうが建設的」と思う。

そして「**ビールには、素晴らしい効能がある**」ということも声を大にして申し上げたい。それは「ビールはアルツハイマー病予防に効果が期待できる！」というものだ。

認知症にいいのは赤ワインだけじゃない！

アルツハイマー病の予防というと、２１９ページで述べた赤ワインのポリフェノール効果を思い浮かべる人が多いかもしれないが、ビールにも大いに期待ができることが、東京大学、学習院大学とキリンとの研究によって明らかになったという。この研究は２０１６年11月に発表され、ニュースなどでも取り上げられたので、耳にした方もいると思う。

私もいい年になり、恥ずかしながら、最近は「人や物の名前がすぐ出てこない」ことが増えてきた。身内に認知症を患った者がいたこともあり、将来認知症になるのでは……と不安に思う機会も間違いなく増えた。だからこのニュースは、私にとって気になって仕方ない情報である。お年頃の左党なら、同様に思っている方も多いと思う。

だが、この「ビールがアルツハイマー病予防に効果がある」という話は、本当なのだろうか。ビールといえば、誰もが普通に飲んでいる最もポピュラーなお酒だ。しかも、健康にいいというイメージがある赤ワインなどと比べて、「糖質含有＝太る」というイメージもあってか、正直なところカラダにいいという印象は薄い。

そして、もし効果があるとしたら、発泡酒でもいいのか、ノンアルでもいいのかなどさまざまな疑問が思い浮かぶ。そこで、この論文の発表者の一人で、長年ビールの健康効果

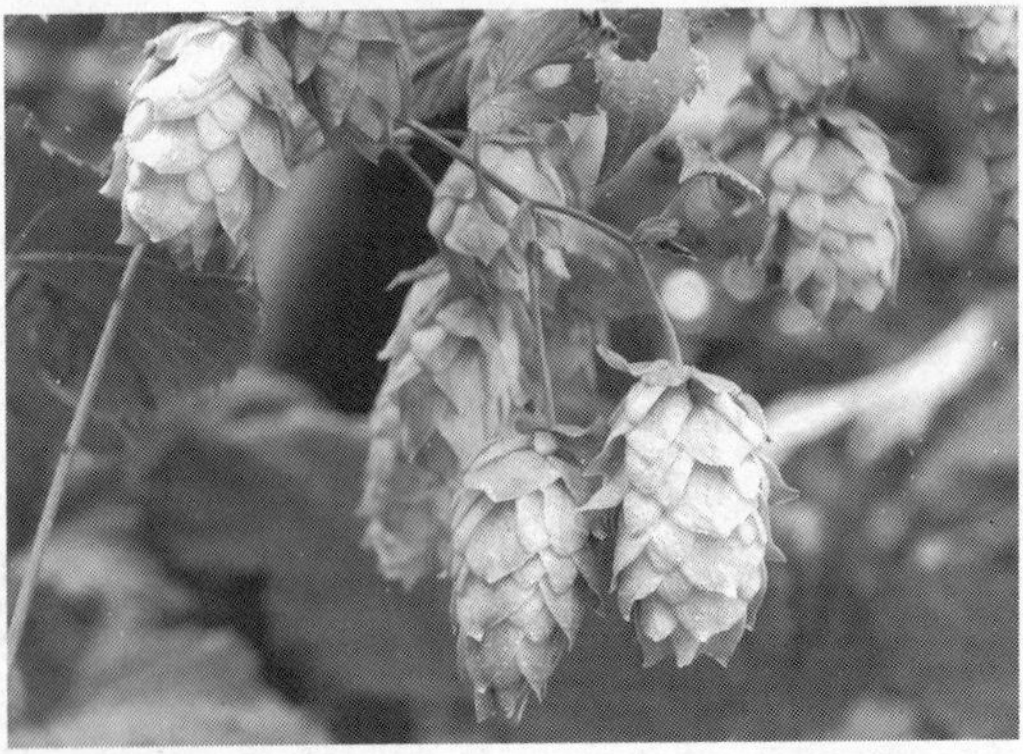

ビールの材料の一つ「ホップ」は、ビールに香りと苦味をもたらす重要な要素だ。実は古くから薬用植物として珍重されてきた植物でもある(写真提供:キリン)。

を研究してきたキリンR&D本部、健康技術研究所の**阿野泰久**さんに詳しい話を聞いた(所属は取材時)。

ビール由来のイソα酸に脳内老廃物沈着の抑制効果が!

さっそく阿野さんに疑問をぶつけたところ、明快な回答が返ってきた。

「ビールには**『イソα酸』**というホップ由来の苦味成分が含まれています。研究では、このイソα酸に、アルツハイマー病の原因の一つとされる**アミロイドβ**《ベータ》などの脳内の老廃物沈着の抑制効果や、脳内炎症の緩和効果があることが確認されました。その結果、認知機能の改善が期待できることも

イソα酸の摂取はアミロイドβの脳内沈着を抑制する

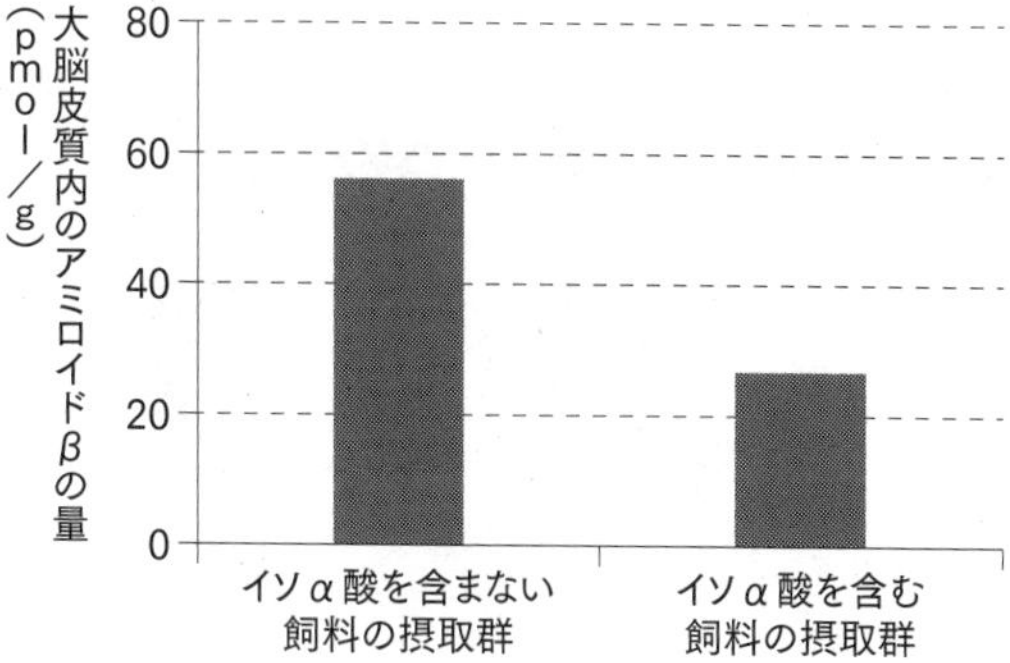

（データ提供：キリン）

確認されています」

あのビール特有の苦味成分に脳の機能を改善する効果があったとは！「良薬口に苦し」という言葉を地でいく検証結果である。

ここでアルツハイマー病について簡単に説明しておこう。認知症には「脳血管性認知症」や「レビー小体型認知症」などもあるが、圧倒的に多いのがアルツハイマー病だ。このアルツハイマー病は、「アミロイドβ」などのたんぱく質が脳にたまって、脳の神経細胞がうまく機能できなくなることで起こるといわれている。

今回の実験では、東京大学が保有するアルツハイマー病モデルマウス（アルツハイマー病の原因となる老廃物が早期に蓄積す

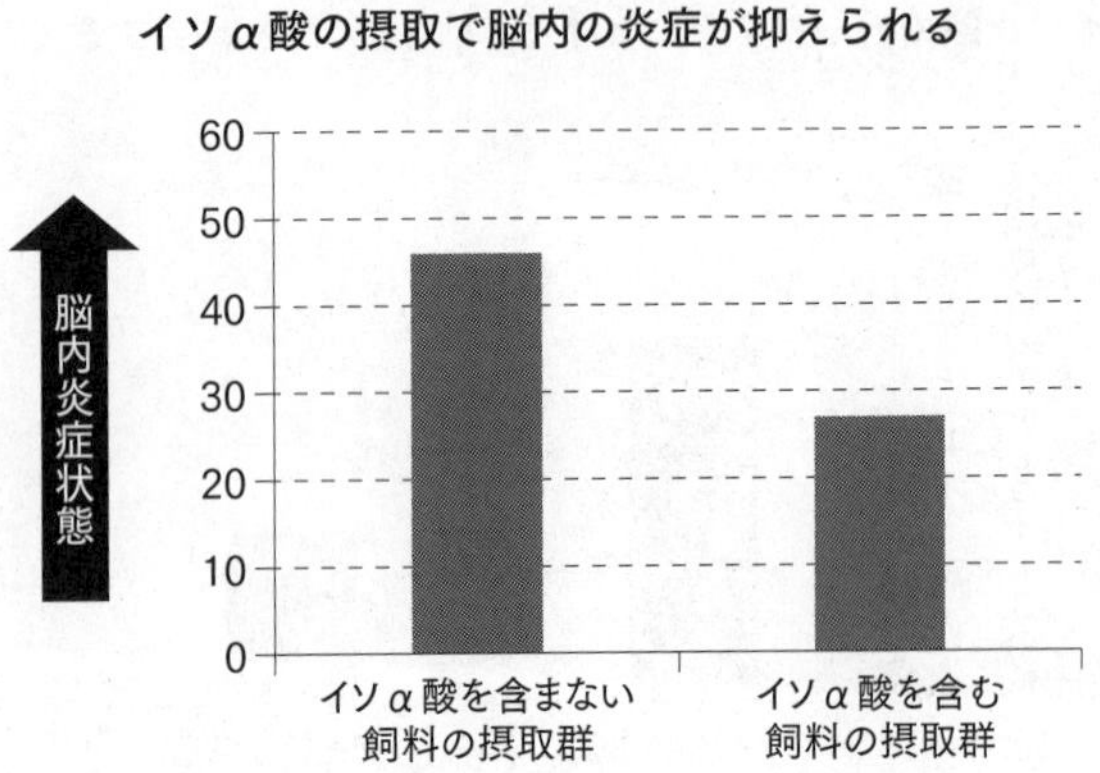

縦軸は、脳内の炎症により発生するサイトカインという生理活性物質の量（単位はμg/g)。この数字が大きいほど、脳内の炎症が多いことを意味する（データ提供：キリン）。

るような遺伝子を組み込んだマウス）に、イソα酸を微量に含む飼料を3カ月間投与した。

すると、イソα酸を含まない飼料の摂取群に比べて、イソα酸を微量に含む飼料の摂取群は、脳内の老廃物・アミロイドβの沈着が抑えられた。両群の大脳皮質での老廃物の量を比較したところ、2倍程度の差が生じた。

「特に記憶を司る海馬、大脳皮質への沈着抑制が顕著に見られました。アミロイドβは言わば脳にできたシミのようなものです。これがアルツハイマー病の原因物質といわれており、脳で蓄積すると、脳の中で認知機能や記憶を司る神経細胞がうまく働かなくなり、物が思い出せなくなったり、何をすべきか分からなくなったりします。加齢のほか、睡眠不足によっても増えます」

今回のマウスによる実験では、脳内炎症が2分の1近くに抑制されたことが確認できたという。また、動物の行動学的な評価も実施しており、イソα酸の投与により、記憶の保持機能も改善されたことが確認できたそうだ。

イソα酸が「脳内のお掃除細胞」を活性化

では、この効果のメカニズムはどうなっているのだろうか。その秘密は「脳内にある**ミクログリア**という細胞にある」と阿野さんは説明してくれた。

「カギとなるのが脳内唯一の免疫細胞ミクログリアです。ミクログリアの別名は『脳内のお掃除細胞』。ミクログリアはアミロイドβなどの老廃物を食べて除去します。脳内の組織の修復、シナプスの伸長などを日々行ってくれるほか、ウイルスが侵入してきたとき、防御する重要な細胞です」

そんな賢い細胞が脳内に存在していたとは初耳である。これはますます期待できそうだ。

「しかし、加齢によりミクログリアの機能が低下すると、アミロイドβを除去する機能は低下します。さらに、脳内で過剰反応することで炎症を起こし、活性酸素を発生させることで周囲の神経細胞にダメージを与えてしまうのです」

「ホップ由来のイソα酸には、このミクログリアを活性化させる効果があります。イソα酸によってミクログリアが活性化され、老廃物がたまりにくくなり、炎症が抑えられ、アルツハイマー病の予防につながると考えられます」

うーむ、ビール恐るべし。「ワインより健康効果が薄そう」などと一瞬でも思ってごめんなさい。しかし、ビールにこんな〝隠れた〟効能があるとは意外である。

阿野さんによると、「そもそもビールに含まれるホップは1000年以上も前から薬用植物として珍重されてきた植物なのです」とのこと。そうした歴史も踏まえて、阿野さんは研究対象として着目したのだという。

ちなみに、ホップに含まれているのは花の樹脂腺にある「α酸」という物質で、これが醸造過程で加熱されることによってイソα酸になり、効果を発揮するようになる。つまり、ただホップを食べるだけでは、認知症の予防効果は期待できないそうだ。

ヒトの脳の情報伝達機能も改善した

マウスで効果が明らかになったとなると、当然気になるのは人間への影響だ。

実は、阿野さんは、今回の研究に先立つ2016年3月に、ビールに含まれるイソα酸の摂取による、ヒトの脳活動の改善効果をｆＭＲＩ（磁気共鳴機能画像法）を使って予備的に検証している。ここで、ヒトの脳内の情報処理ならびに情報伝達に改善が見られるという検証結果を得ている。この研究は、内閣府の国家プロジェクトＩｍＰＡＣＴに採択され、優秀賞を受賞している。

「実験に参加したのは50～70歳の健常者25人です。毎日１８０ミリリットルのイソα酸含有飲料（ビールテイストのノンアルコール飲料）を4週間摂取してもらいました。１８０ミリリットル中、イソα酸の含有量は3ミリグラム。摂取前と摂取後の脳のｆＭＲＩを測定し、大脳皮質の厚さや神経線維の太さなどを解析しました。今回の実験によって、無理のない摂取で脳内の情報伝達機能が改善する可能性が示唆されました。特に60～70歳のシニア層でより効果があることが分かりました」

ここで、ビールでなく、ビールテイストのノンアルコール飲料を用いたのは、「適量飲酒は認知症予防に効果がある」という結果が報告されているためだ。

補足すると、適量のアルコール摂取は、それだけで認知症の予防効果が期待できるといわれている。91ページでも紹介したJカーブ効果の一つだ。アルコールの効果を除いた「純粋なイソα酸の効果」を見る実験のために、ビールテイストのノンアルコール飲料が選ばれたわけだ。

どのビールがいい？　どのくらい飲めばいい？

ここまでの説明で、ビールがアルツハイマー病予防に効果が期待できることは分かった。となると、気になるのが「どんなビールを、どのくらい飲めばいいのか」ということである。今やビール市場はにぎやかで、地ビールや輸入ビール、それにビールには分類されない発泡酒やノンアルコールのビールテイスト飲料まで多種ある。

「一般のビールにはイソα酸が10～30ppm程度含まれています。爽快系のビールより、IPA（インディア・ペールエール）タイプなど苦味の強いビールに多く含まれています。また、実験でも使ったビールテイストのノンアルコール飲料にもイソα酸は12～30ppmほど含まれています」

なるほど、苦いビールがいいわけだ。ノンアルでもOKというのは、飲めない人にはありがたい。では、どのくらい飲むのがいいのだろうか。

「現時点では、あくまでアルツハイマー病の予防効果が期待できるという段階で、適量を議論できる段階ではありません。まずはアルコールの飲み過ぎによる弊害を受けないように、飲む量は〝適量〟以内に抑えることを第一にしてください。ノンアルコールビールでもイソα酸の効果を享受できるので、高齢者の方やお酒に強くない方は、無理してビールを飲むことはありません」

この手の質問では「たくさん飲んだほうがいい」という答えを少々期待しているのだが、やはり「適量が一番」であったか。〝耳タコ〟の方も多いと思うが、適量とは男性なら純アルコール換算で20グラム、ビールなら中瓶1本程度だ。

量的に不満に思う人もいると思うが、それでも、ビールを我慢している人にとっては、「飲んでもいいよ」というお許しをもらえたような気分になったのではないだろうか？　私も心おきなくビールが楽しめるのでありがたい。

ちょっとつけ足すと、イソα酸には**生活習慣病予防**、**痩身**、**血圧改善**、**白髪抑制**など、うれしい効果がまだあるという。特に認知症との関係性が深い、生活習慣病予防は見逃せない。飲みたい気持ちを我慢するほうが、よっぽどストレスになる。さあ、今夜も元気に「まずはビール」でいってみよう！

第7章

絶対NG!
〝危険な〟飲み方

寝酒の入眠効果は一時的で、うつのリスクも

答える人：佐藤幹さん
新橋スリープ・メンタルクリニック

不安やイライラを感じて眠れない、あるいは気が高ぶってどうしても眠気がやってこない。そんなときの「助っ人」として、酒を手に取ってしまうことはないだろうか？アルコールの力によって、徐々に瞼《まぶた》が重くなり、すーっと眠りにつくことができる。確かに、私もその効果は実感する。

しかし、朝までグッスリ眠れるかといえば、必ずしもそうではない。数時間後に目が覚めてしまい、その後は目が冴えて全く眠れない……ということもある。こうした経験は、左党はもとより、一般の人でも少なからずあるだろう。

「寝酒」の力を借りれば、「眠りが深くなる」「ぐっすり眠れる」と考えている人は多いよう

だが、実際はどうなのだろうか。睡眠とアルコールとの関係に詳しく、アルコール由来の不眠治療などにも実績がある新橋スリープ・メンタルクリニックの**佐藤幹**さんに聞いた。

アルコールは寝入りばなの睡眠を深くする

「睡眠は、性質の異なる浅い眠りである**レム睡眠**と、深い眠りである**ノンレム睡眠**の2つで構成されています。睡眠の深さは、脳波の活動性によってステージを4つに分けていますが、特にアルコールを飲んでから寝ると、入眠までの時間が短縮され、ステージ3、さらに4といった深い眠りの**徐波睡眠**が増加することが分かっています。この睡眠が深くて長くなるほど、体の細胞を修復するために必要な成長ホルモンの分泌を増やします」

酒を飲んで眠ると、たしかに寝入りばながよく、また深く眠れたような気がするのは、徐波睡眠のおかげであるわけだ。なお、日本人を対象日本人を対象にした研究（Sleep Med. 2007;Nov(8)723-32）によれば、「週1回以上の寝酒を習慣にしている人」は、男性48・3％とおよそ2人に1人にあたる（女性は18・3％）。

すると、「寝酒は睡眠の質を上げてくれる！」と、左党は都合の良いように解釈したくなるが、そうは問屋が卸さない。

睡眠は「レム睡眠」と「ノンレム睡眠」の２つで構成されている

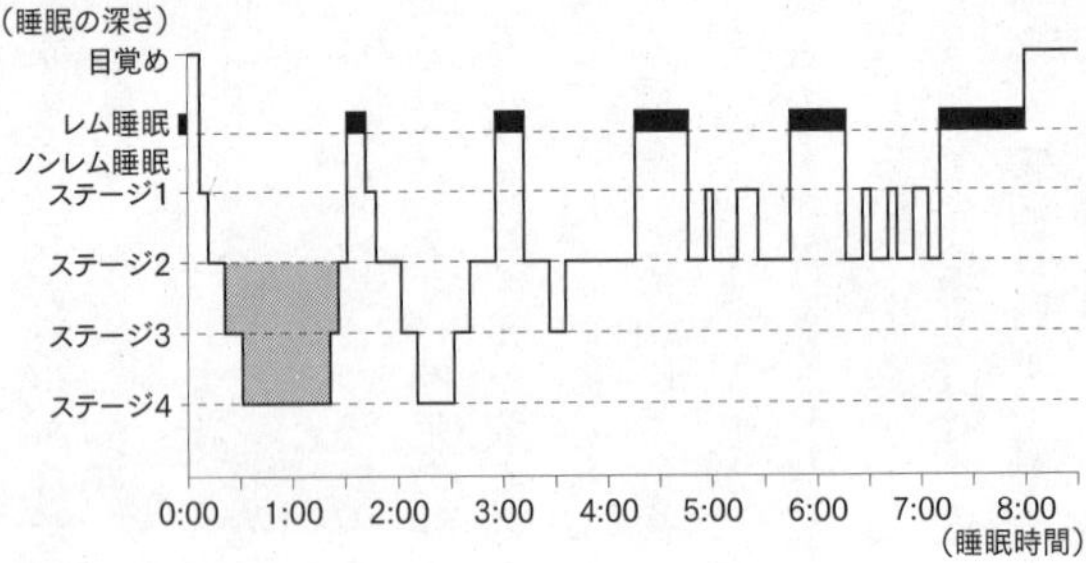

入眠した後、ステージ3、4まで到達する深い眠りは「徐波睡眠」と呼ばれる（上図のグレーの部分）。徐波睡眠は、体の回復にかかわる「成長ホルモン」の分泌を促し、細胞の修復、脳の休息といった役割を果たす。

寝酒に頼った誘眠作用は3～7日でなくなる

「入眠後に訪れる徐波睡眠だけを見れば、寝酒は睡眠の質を高めそうに思えます。ですが、アルコールによってもたらされる**反跳性作用**《はんちょうせいさよう》によって、深い眠り（ノンレム睡眠）から切り替わった後の浅い眠り（レム睡眠）が長く続くために、中途覚醒を招きやすくします。つまりアルコールは、睡眠全体を見ると質を低下させてしまうのです」

　では、睡眠の質を下げる「反跳性作用」は、アルコールの何が引き起こしているのだろうか。

寝酒は入眠を促進し「徐波睡眠」を増やす

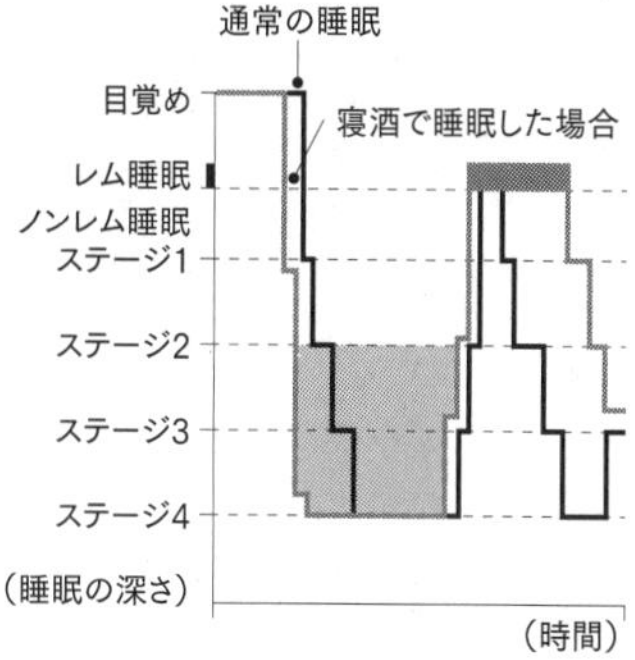

アルコールの作用で、入眠が早くなり、ステージ3、4まで到達する時間も早くなるために、「徐波睡眠」が増えると考えられている。しかし、その反跳性によってレム睡眠が長くなり、これが中途覚醒の要因になるとされる（グラフは取材を基に編集部で作成したイメージ）。

「それはアルコールを肝臓で分解する際に生じる**アセトアルデヒド**にあります。この物質は血液を通して脳内で増えることによって交感神経を優位にするために、睡眠時における正常な脳の休息を阻害します。これが中途覚醒の要因になります」

続けて、佐藤さんはこう指摘する。

「寝酒を習慣にしても、だんだん寝付きが悪くなったり、中途覚醒が増えたりすると、お酒の力にさらに頼ろうとする人がいますが、これはかえって逆効果。アルコールに依存した誘眠作用は**3～7日もすると効きが悪くなってくる**ために、無意識に量を増やしてしまう原因にもなる。睡眠の質をますます低下させるうえに、アルコール依存症といったリスクを上げる危険性があります」

例えば、最初のうちは350ミリリットルのビール1本の寝酒で済んでいたが、500ミリリットル、1リットル……とだんだんと酒量が増えていたり、アルコール度数の強い酒に頼り出したりしたら要注意というわけだ。

「そもそもアルコールは、脳内に存在する抑制性の神経伝達物質であるGABAが本来結合する『GABA$_A$受容体』と結びつくことで、リラックスや幸福感をもたらします。同時に、興奮性神経伝達であるグルタミン酸系を抑制（特にNMDA受容体を抑制）することで、入眠が促進されて、深い睡眠に早くたどりつけます。半面、GABA$_A$受容体は〝依存〟も高めるために酒量を増やすと考えられています。先に申し上げた、アルコールによる入眠作用が3〜7日で効かなくなってくることが加わると、最初に350ミリリットルで〝効いた〟ものが500ミリリットル必要になり、それが1リットルに……となる。寝酒に頼らずに寝る習慣を取り戻すことが大切なのです」

寝酒が睡眠障害の原因に、うつのリスクも！

佐藤さんによれば、アルコールに頼り続けて、睡眠の質が低下した状態が慢性化してくると、やがて「**過覚醒**」と呼ばれる心身が一定の緊張状態を続ける生体防御反応を起こすようになるという。「身近な例で言うと、徹夜明けで心身は疲れて眠いのに、ベッドに入っても頭が冴えて眠れない状態です。こうなると、睡眠のリズムが狂うだけではなく、交感神経が活発に動く状態が続くことで、わずかなことでイラついたり、キレたり、ひどいときはうつ状態に至ることもある」

ここまで聞いてくると、寝酒による身体への影響は、我々が想像していた以上に大きい。では寝酒を止めたら、すぐに上質な眠りを得ることができるのだろうか？

「これまでの治療経験から言えば、一度、過覚醒の状態まで乱れてしまうと、アルコールを止めたとしても、正しい睡眠リズムに戻るために、長い場合は**半年**もかかると感じています」

寝酒に頼る前に「睡眠衛生」のチェックを

寝酒を止めてもなお、しつこくつきまとう睡眠障害のリスク。「家に酒を置かないこと」が寝酒を止める一番の近道だが、左党にとってそれはあまりにも厳しすぎる選択。ストレスなく、すぐに実践できる改善策はないものだろうか？

「もちろん眠るための手段に酒を用いるのはお勧めしませんが、食事を楽しむため、リラックスするための飲酒は、適量を守りさえすれば、睡眠に悪影響を及ぼさないだろうと考えています。万が一、飲み過ぎてしまったら、血中アルコール濃度を下げるため、寝るまでに水を飲んで**『ウォッシュアウト』**を行うといいでしょう。そうしたことを踏まえた上で、まずは寝酒を止め、眠るために必要な**『睡眠衛生』**を守れば睡眠の質は徐々に向上すると思われます」

佐藤さんによる「睡眠衛生」チェックリスト

- **入浴（またはシャワー）は就寝2時間前に済ませる**
- **湯船の温度は40℃前後のぬるめに設定する**
- **寝る1時間前にはスマホやパソコンを使用しない**
- **深夜に、コンビニなどの明るい場所に行かない**
- **平日も休日も、朝はなるべく同じ時間に起床する**

実際に患者をカウンセリングする際にも使用される「睡眠衛生」のチェック項目を見る限り、「入浴する時間」「湯船の温度」「目から入る光のコントロール」「起床時間」……と、どれも小学生でもできそうな生活習慣の最低限の見直しばかり。そう難しいことはなさそうだ。

どうしても寝酒が止められなければ……

それでも「どうしても寝酒が止められない」という人は、ズバリ〝奥の手〟を使うしかない。

「さまざまな研究報告でも知られていることですが、睡眠の質が慢性的に低下すると高血圧、糖尿病、メタボリックシンドロームといった**生活習慣病**のリスクを上げます。またアルコールが持つ**筋弛緩作用**によって喉の筋肉が緩むために、気道が狭まり、**睡眠時無呼吸症候群**や、いびきの悪化といった原因にもなります。こうしたリスクを知ってもなお、寝酒をやめられない人は、思い切って睡眠外来などで相談し、医師が処方する**睡眠薬**を飲むことをお勧めします。日本人はとかく睡眠薬を怖がる傾向がありますが、医師として薬学的見地から言えば、ヒトの体を数時間でベロベロにさせるアルコールのほうがよっぽど怖い（笑）。今は依存性のない睡眠薬も開発されているので、検討する余地は十分にあると思います」

寝酒を使って「良く眠れた」と思っても、翌日の仕事で効率が上がらなかったり、仕事中に睡魔が襲ったりしてくるようであれば、それは睡眠の質が十分ではなかったということ。それを自覚し、快適で上質な睡眠を得るためにも、酒は〝手段〟にせず、〝楽しむこと〟に徹するのが正解のようだ。

「酒でクスリ」は絶対にダメ？

答える人：飯嶋久志さん
千葉県薬剤師会薬事情報センター

寒い季節になり、巷では風邪やインフルエンザが猛威をふるっても、酒を欠かせないのが左党。いや、状況を逆手に「アルコール消毒だ！」と言い張り、いつにも増して酒の量が増えたりするのではないだろうか。

しかしいくら「アルコール消毒」をしても、所詮ウイルスには勝てっこない。風邪にかかったら、風邪薬に頼らざるを得ない。だが、薬を飲んでまでも酒を飲みたいのが左党というもの。かくゆう私も風邪気味のときは、風邪薬を飲んでから飲み会に挑むことは日常茶飯事である。ごくたまーに、ビールで風邪薬を飲んじゃうなんてことも……。

だが、そもそも薬は水で飲むのが基本だ。さすがの私もそのくらいは知っている。現に行きつけのクリニックで薬をもらう際、必ずと言っていいほど「アルコールは控えてくださいね」と注意される（厳守してないが）。知ってはいるけど、ついついやってしまうのだ。

幸いなことに、私の場合は、今まで大きな弊害はなかった。痛み止めや風邪薬を酒と同時に飲んで気持ち悪くなったことはあるものの、酷い症状にならなかったのをいいことに、いまだに飲み会前や飲酒後に風邪薬を飲んだりしている。

実際問題、酒でクスリを飲む行為は、どんな危険性をはらんでいるのだろうか？　そこで今回は、薬とアルコールの関係性について、千葉県薬剤師会薬事情報センターの**飯嶋久志**さんに聞いた。

やっぱり「酒で薬」はダメだった

「薬をアルコールで飲む？　とんでもありません。絶対にダメです！　『水で服用』が大原則です」

予想通り、いきなりダメ出しされてしまった（汗）。「そりゃそうだ」と思っても、命の危険を感じたことがないせいか、ついつい繰り返してしまう。では一体、なぜアルコールと薬を一緒に飲んではいけないのだろうか？

「アルコールは多くの薬の働きに影響を及ぼします。その影響は薬によっても異なりますが、典型的な影響として、**薬の作用や副作用を増強してしまう**危険性があります。ご存じの方も多いと思いますが、アルコールも薬も肝臓で代謝されます。その際、使われるのがＣＹＰ２Ｅ１（チトクロームＰ４５０）などの代謝酵素です。通常の人が薬とアルコールを併用した場合、この酵素を双方で奪い合う形になるのです。

仮に代謝酵素によって、通常は50％で代謝される薬があったとします。これがアルコールによって、代謝酵素を半分奪われてしまう形になると25％しか代謝されなくなります。するとと薬の成分の75％が血中に入ってしまうことになります。当初、半分が代謝されるという前提で処方された薬の量なのに、実際には、より多くの量を飲んだのと同じことになってしまうわけです。これによって薬理効果が増える、つまり効きすぎてしまうのです」

なんと、アルコールによって薬が効きすぎてしまうとは！　確かにそれは、カラダによくないだろう。

その一方で、「反対に日常的にアルコールを常飲している方は、**普段から酵素活性が高いため、薬を代謝し過ぎてしまい、効きにくくなる**といった弊害も出てきます」という。

命にかかわる重篤な症状を引き起こす可能性も

うーむ、薬が効きすぎるのも効かないのも含めて、「酒で薬」にはリスクがいっぱいありそうだ。飯嶋さんに具体的な薬を例に挙げてもらいながら、より詳しく教えていただいた。

「薬理効果を促進させる薬の一例として、**血栓症の治療に用いるワルファリン**が挙げられます。通常の人がアルコールと併用すると効きすぎてしまい、出血する恐れがあります。脳など出血する場所によっては、命にかかわる重篤な症状を引き起こす可能性があるのです。

一方、日常的にアルコールを常飲している方の場合は、先ほども触れたように、薬が効きにくくなります。常飲者は酵素活性が高すぎることにより、特に飲酒しないときには薬を代謝し過ぎてしまい、血中に入る成分が少なくなります。これにより、体内で血栓が生成されやすくなり、心筋梗塞や脳梗塞などのリスクが高まるのです。

また、**糖尿病の治療に使われるメトホルミン**などは、過度のアルコール摂取が体内における乳酸の代謝を減少させます（乳酸アシドーシス）。乳酸が過剰になると中枢神経や消化器系に悪影響を及ぼすことがありますので、特に注意が必要です」

こ、怖いっ。悪酔いするくらいならまだしも、薬によっては命の危険性があるなんて！

とはいえ、これらの薬は、特定の病気の際に、処方箋によって出されるもの。該当する病気でない人は、「私には関係ない」と思っているかもしれない。

風邪薬や痛み止めも注意が必要

では、家庭の常備薬とも言える痛み止めや風邪薬など、ドラッグストアで簡単に入手できる薬はどうなのだろうか。

「もちろん、市販薬で注意が必要な薬もたくさんあります。例えば、痛み止めや風邪薬に含まれているアセトアミノフェンは、通常、グルクロン酸抱合、硫酸抱合、ＣＹＰ２Ｅ１による3種の代謝経路を中心に体外に排出されます。このうちＣＹＰ２Ｅ１はアセトアミノフェンをＮ－アセチル－ｐ－ベンゾキノンイミン（ＮＡＰＱ１）に変化させます。このＮＡＰＱ１には肝毒性がありますが、さらにグルタチオン抱合を受けることで、最終的にはメルカプツール酸として体外に排せつされます。しかし、アルコール常飲者ではＣＹＰ２Ｅ１の誘導により、ＮＡＰＱ１の生成が進み、グルタチオン抱合が限界を超えると、ＮＡＰＱ１が蓄積して肝障害を起こします」

なるほど、普段から酒を飲んでいる者としては、特に注意が必要なようだ……今更ながら反省。

アレルギー性鼻炎用の薬への影響は？

痛み止めや風邪薬の話が出たところで、アレルギー性鼻炎（花粉症）用の薬についても知っておきたいところである。

「かつてのアレルギー性鼻炎用の薬は、アルコールとの併用で眠気が増すといわれていました。最近では、フェキソフェナジン（商品名：アレグラ）などのように中枢神経抑制作用が少ない医薬品が開発されており状況は変わりつつあるものの、中枢神経に対する作用には薬剤によって程度の差があります。個々の薬剤については必ず専門家に相談するようにしてください」

私も花粉症の季節はアレルギー剤を服用するが、確かに最近の抗アレルギー薬では眠気が減ったように思う。とはいえ、アルコールとの相互作用が完全に否定されていないとなると、酒と一緒に服用するのは避けたほうがよさそうだ。

薬を飲むなら飲酒から最低３～４時間後に

ここまでで挙げた例は、数ある薬のごく一部だ。薬によって影響はさまざまとはいえ、やはり酒で薬を飲むのはやめたほうがいいことは十分に分かった。

とはいえ実際問題、酒なしの1日など考えられないという左党は多いだろう。朝昼晩と薬を服用するように指示されたら、いつ酒を飲めばいいというのか。また、飲み会の前に普通に飲んでいる胃腸薬のような薬もある。これはどうなのだろうか。

まずは、酒を飲んだ後、どのくらい時間をあければ薬を飲んでもいいのだろう。

飯嶋さんは、「そもそも病気で薬を飲んでいるときは、お酒を控えていただきたいのですが……」と前置きしながらこう説明してくれた。

「体重、性別などによってアルコールの体内消失時間は異なります。アルコール健康医学協会では、体重約60キロの成人男性で、1単位（純アルコール20グラム＝ビール中瓶1本、日本酒1合）のアルコールが体内から消えるまでに約3～4時間かかると説明しています（http://www.arukenkyo.or.jp/health/base/)。このため、飲酒後に薬を飲む場合は、あくまでも目安ですが、**最低３～４時間は空けてください**」

なるほど、薬を飲むなら、アルコールが代謝され、アルコールの影響がなくなった後にするということだ。今後は、最低3〜4時間は空けるようにしよう。なお、酒量が2単位になれば、体内に残る時間は約6〜7時間と長くなるので、多く飲んだらそれだけ間隔を空ける必要があることにも注意したい。

では、薬を飲んだ後の飲酒はどうなのだろうか。飲み会前の胃腸薬は？

「薬の代謝速度・排泄速度（半減期）は薬によって異なりますので、薬を何時間前に飲んだから大丈夫ということは一概には言えません。ただし、胃粘膜の保護・修復を目的とする胃薬、肝臓の保護が目的のドリンク剤は、**飲酒の前に飲んでも大丈夫です**。ただし、なかにはアルコールと併用できない医薬品もあるので、事前に専門家に確認してください」

なるほど。私もそうだが、飲み会の前に、胃薬や肝臓に効くドリンク剤を飲むという人は多いだろう。これはセーフなわけで一安心だ。ただ飯嶋さんのアドバイスのように、購入時には飲酒前に飲んでいいかを確認するようにしよう。

恥ずかしながら、これまで私は、「水で飲もうが、お酒で飲もうが、おなかの中に入ったら大した違いはない」などと思っていた。あったとしても、ささいな違いだろうと。だが、飯嶋さんの話を聞いていると、さすがにそんなことは言えなくなった。

風邪のときくらい休肝日だと思って、酒を断ったほうがよさそうである。そもそも風邪の一番の薬は休養だ。働き者の肝臓をいたわってあげてほしい。

酒飲みの口は臭い？　気づかない〝スメハラ〟に注意

答える人：山本龍生さん　神奈川歯科大学

酒を飲んで帰った夜、家族から「口が臭い！」と嫌がられたり、深酒した翌朝、酒臭いことを女子社員から指摘された経験は、左党であれば誰しもあるのではないだろうか？　泥酔して歯磨きをしないまま寝てしまったり、酔っ払って歯磨きをおざなりになっているからか、大量飲酒が習慣化している左党の多くに見られるのが、顔をそむけたくなるような「口臭」だ。酒を飲んで「アルコール臭く」なることは実際にあるが、それよりも大きな問題となるのが、「**生臭くすえた臭気を放つ強い口臭**」である。こうなると周囲にいる人たちにとって「口害」以外の何ものでもない。

はたしてアルコールは口臭を悪化させる原因となるのだろうか？　神奈川歯科大学歯学

部教授の**山本龍生**さんに聞いた。

「強い口臭の原因はアルコールに限ったことではありません。口臭の原因の多くは**歯周病**が関与していると考えられています。歯周病に罹患して口臭がひどくなるのは、歯周病菌である嫌気性菌が口内で繁殖し、臭いの元となる硫化水素やメチルメルカプタンといった臭気ガスが発生するからです」

歯周病は歯の周辺の組織に起こる疾患の総称を指す。山本さんによると「歯周病の原因は口腔内の細菌とそれらが作り出したものが含まれる歯垢」だという。歯垢は歯と歯肉の間にある歯周ポケットに入りこんで炎症を起こし、やがて歯を支える歯槽骨を溶かしてしまう、言わば「細菌の温床」。放置しておけば、大切な歯を失うことになりかねない。厚生労働省の調べによれば、55～74歳までの歯周病罹患率は50％以上にもなるという（平成23年「歯科疾患実態調査」より）。

アルコールが「歯周病」を促進させる

山本さんが言うように、口臭の原因が歯周病であるならば、アルコールは関係ないのだろうか？

「アルコールがどのようにして歯周病を進行させるのか、その機序は明確になってはいません。ただしヒトを対象にした疫学研究において、アルコール摂取の多い人ほど、歯周病の罹患率が高いことが報告されています」

なんと！ アルコールと歯周病は無関係ではなかったのだ。

韓国において40代を中心とした男性８６４５人を対象にした調査によると、日常的にアルコール摂取する習慣のある人は、アルコールを飲まない人に比べ１・２７倍、歯周病のリスクが高かった（J of Periodontology. 2014;85:1521-28）。またブラジルにおける１１５人を対象にした調査では、１日に純アルコールにして９・６グラム（日本酒に換算して０・５合）以上、「飲んでいる女性」は、「飲まない女性」に比べ、歯周病リスクが３・８倍との報告もある（J of Periodontal Research. 2014;50:622-9）。さらに山本さんが行ったラットの実験でも、アルコールと歯周病の関係性が明らかになっている。

「歯周病に罹患していないラットにアルコールを過量（人に換算して泥酔状態）に摂取させると、歯を支える歯槽骨が著しく吸収されました。さらに骨の周囲には活性酸素が作られ、体の抗酸化力が下がっていることも分かりました。このことからアルコールは歯周病のリスクを高めるだけでなく、歯周病の進行とともに、体を酸化させる恐れもあるわけです」

さらに山本さんによれば、アルコールによって、抗利尿ホルモンが抑制され、尿が頻繁に排泄されることで脱水のような症状が起こると、その影響で唾液が減少するという。これが口腔内の環境を悪化させ、細菌が繁殖しやすくなることにつながる。そして「ここに喫煙が加わると、さらに追い打ちをかけることになる」と山本さんは言う。

「喫煙者が歯周病にかかるリスクは、タバコを吸わない人と比べて、**最大8倍**にもなるとの報告もあります。喫煙により歯茎の血流が悪くなり、さらにヤニに歯垢がつきやすくなるために、バイオフィルムと呼ばれる強固な歯周病菌ができるためです」

最近では **〝スメハラ〟**（スメルハラスメント）という言葉もあるように、歯周病による口臭が原因で人間関係に支障が出ることも十分あり得る。だからといって、酒を断つことなんてまずできない。何か予防策はないのか。

「歯周病の予防には歯磨き（ブラッシング）に勝るものはありません。ブラッシングに最適な時間帯というものはありませんので、朝、お昼、夜などに時間をかけてしっかりとブラッシングをすることが重要です」

歯磨き後のすすぎは2回まで

歯磨きでは一つ気になることがある。「食事の後30分は歯磨きをしないほうがよい」ということが最近話題となっている件だ。お酒を飲んだ後もすぐにはブラッシングしないほうがよいのだろうか。

「正確には、食事の後30分ではなく、**酸性食品**を取った後30分と言われています。欧米ではワインをよく飲む人に歯の表面のエナメル質が溶ける酸蝕症が多いことが報告されています」

ワイン愛好家が酸蝕症にならないためには、どうしたらいいだろう？

「積極的に予防しようということでしたら、お酒を飲む前に**フッ素入りの歯磨き剤**を使って、歯磨きをすることです。フッ素は唾液からカルシウムの取り込みを促進し（再石灰化）、歯質を強くすることで、酸蝕症にかかるリスクを軽減させる効果があります。事前にフッ素で歯をコートしておけば、ワインなどの酸性飲料による影響の緩和が期待できます。お酒好きの方は『歯磨き剤のせいで、お酒の味が変わるから』と敬遠する方も少なくありません。そういう方はお酒を飲む1時間前くらいに磨いておけばいいのです」

さらにフッ素の効果を倍増させるために、もう一つポイントがある。

「歯磨き後のすすぎを〝2回まで〟にとどめることです。歯磨き剤の味がなくなるまですすいでしまうと、せっかく塗布されたフッ素が流れてしまいます。清涼感の強い歯磨き粉の場合、2回のすすぎだと頼りないかもしれませんが、習慣化すれば慣れていきます」

歯茎マッサージで歯周病を予防しよう

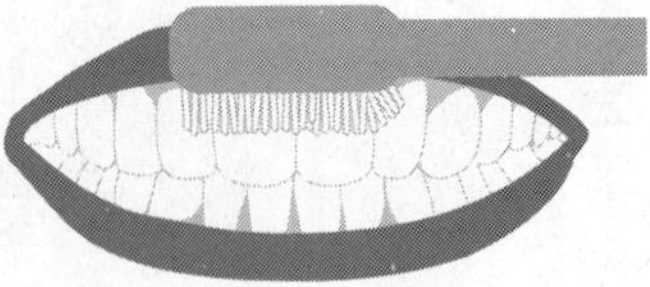

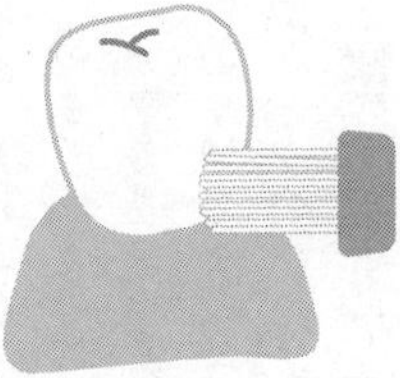

表側の前歯は、歯ブラシを歯と歯茎の境目に当て、歯の先端に向けて歯ブラシを動かす。奥歯は、毛先を歯に対して垂直に当てて、小刻みに動かす。なお、裏側の歯は、歯と歯の間をブラシで軽くつつくようにブラッシングするとよい。

実際に試すと、最初のうちは抵抗があるが、数日もすると気にならなくなってくる。酸蝕症が予防できることを考えれば、歯磨き剤のざらつきや、後味の悪さなどたいしたことではないだろう。飲む前の歯磨き習慣であれば、今夜からさっそく実践できそうだ。

「つまようじ法」で歯周病撃退！

口臭対策のポイントは、歯磨きだった。ただし、ただ歯を磨けばいいというものではない。山本さんらが長年の研究から推奨する、普段使っている歯ブラシでもできる方法で、その名も**「つまようじ法」**。これにそってブラッシングすることで、歯周病は予防できるという。

「歯周病は歯と歯の間から起こります。つまようじ法は歯間の歯茎をマッサージすると同時に、歯周病でもろくなった、歯と歯茎の密接部分である歯肉溝上皮を再生させるブラッシング方法です。上の歯はブラシの毛先を下に、下の歯は毛先を上に向け、歯と歯茎の境目に当てるよう、1カ所10回、上下にブラッシングします。裏側は歯ブラシの先端を使い、歯間をつくように、1カ所約10回出し入れを繰り返します。力加減は消しゴムで文字を消す程度。全体で約7～8分かかりますが、テレビを見ながらブラッシングしていると、あっという間に終わりますよ」

実際、私も山本さんに「つまようじ法」で歯を磨いてもらったが、歯の表面が明らかにツルッとし、歯茎が引き締まったような気がした。個人差、年齢差はあるが、「つまようじ法」を継続して行うと、1～6カ月程度で歯周病が改善するということも山本さんの研究で分かった。

口臭は自分でも気づきにくく、身近な人間でも注意しにくいため、治療が遅れてしまうことが多々ある。話し始めた途端、「くさっ！」と鼻に手を当てられぬよう、こうしたケアに加え、適量を守ることをくれぐれも忘れないようにしてほしい。

「命の危機」を感じた冬の飲酒後の入浴

答える人：梅村敏さん
横浜労災病院院長

「酔っているときほど風呂に入りたくなる」というのは私だけではないようだ。酔った左党は気が大きくなっているので、「風呂で汗かいて酒抜くぞ！」とやらかしてしまいがちだ（実際には汗をかいても酒は抜けない）。

実は、ある11月末の寒い日、「命の危険」を感じる体験をした。そう、酔った状態で風呂に入ったのだ。だが酔っているといっても、前後不覚になるほどではない。記憶も意識もきちんとある状態で、冷えた体を温めようと帰宅早々、44℃の湯に浸かった。

異変を感じたのは湯船に浸かって5分ほどしてから。頭がカーッと熱くなった後、全身が心臓になったかのような激しい動悸が起こった。そして慌てて湯船から出ようとして急に立ち上がった途端、今度はめまいに襲われた。水を飲み、しばらく脱衣所でうずくまっていたら、症状はおさまったが、あのときは本当に「私の人生はこれで終わりだ」と思った。俗に言う「**ヒートショック**」というやつだ。

飲酒時の入浴は世間一般的にはＮＧだといわれている。それは知っていたが、これまでは酷い目にあったことがないためついつい繰り返していた。しかし、11月の一件で、やってはいけないのだと心底痛感させられた。あまりに恐くて、それ以降しばらくはお酒が飲めなくなったくらいだ。

だが、飲酒後の入浴はどんな根拠でいけないといわれるのだろうか？　そして私自身が体験した激しい動悸やめまいは何が原因だったのだろうか？　『高血圧にならない、負けない生き方』の著者でヒートショックに詳しい横浜労災病院名誉院長の**梅村敏**さんに聞いた（内容は取材時のもの）。

ヒートショックの主犯は「急激な血圧の変化」

「急激な温度変化によってカラダがダメージを受けるのがヒートショックです。ヒートショックには『**血圧の変動**』が深く関わっています。特に寒い時期の入浴、そして飲酒後の入浴は血圧の変動が激しくなり非常に危険です」

入浴前後での血圧の変化

暖かい部屋から寒い**脱衣所**、 風呂場の**洗い場**にいく	血圧が**上がる**↑
湯船に浸かると交感神経が緊張し、 血管が収縮	血圧がさらに**上がる**↑
湯船でそのまま浸かっていると 体が温まってくる	血圧が**下がる**↓
湯船を出て寒い**脱衣所**にいく	血圧が**上がる**↑
服を着て**暖かい部屋**に戻る	血圧が**徐々に** **下がっていく**↓

ヒートショックの原因は「血圧の変動」だったのか！　確かに急激な血圧の変化はカラダに悪そうだ……。だが、寒い時期の入浴や飲酒後の入浴は、血圧にどう影響するのだろうか。

梅村さんによると、そもそも血圧は気温によっても変動するのだという。気温が高いと血圧は下がり、寒くなると上がるのだ。

「私たちのカラダは気温が低いと、『体温を下げないように』と血管を収縮させ、結果として血圧が上がります。一方で気温が上がると、熱を放出して体温を下げようとして血管は拡張するので血圧は下がります。このため、夏は血圧が低くなり、冬場は血圧が上がるのです」

入浴時は気温差により血圧はアップダウン

では、入浴時はどのように血圧が変化するだろうか。梅村さんに、冬場に寒い浴室でお風呂に入った際の、血圧の変化を解説していただいた（右ページ表参照）。

このように、寒い時期に入浴すると、書いていてもめまいがするほど、気温差による血圧のアップダウンは激しくなる。これがヒートショックにつながるわけだ。実際に、入浴中の血圧の変化を計測したのが下のグラフである。入浴のプロセスでの血圧の変動が、室温が低いほどより大きくなることが明確に見てとれる。

「急激な血圧の変化は体への負担が大きくなります。寒い時期の入浴は、血圧の変動が大きいのでより負担が増します。特に高齢者で普段から高血圧の人は、動脈硬化が進んでいます。つまり血管が痛んでもろくなっているわけです。急激な血圧変動に対応できず、心筋梗塞や脳梗塞、あるいは脳出血などで重篤な症状に陥る危険性が高まります。また、高齢者は、体位の変化（臥位、座位、立位など）に対応し血圧を一定に維持する能力が衰えてくるため、湯船などから立ち上がったとき頭に血が十分に回らず倒れる確率も高まります」

入浴による血圧の変化

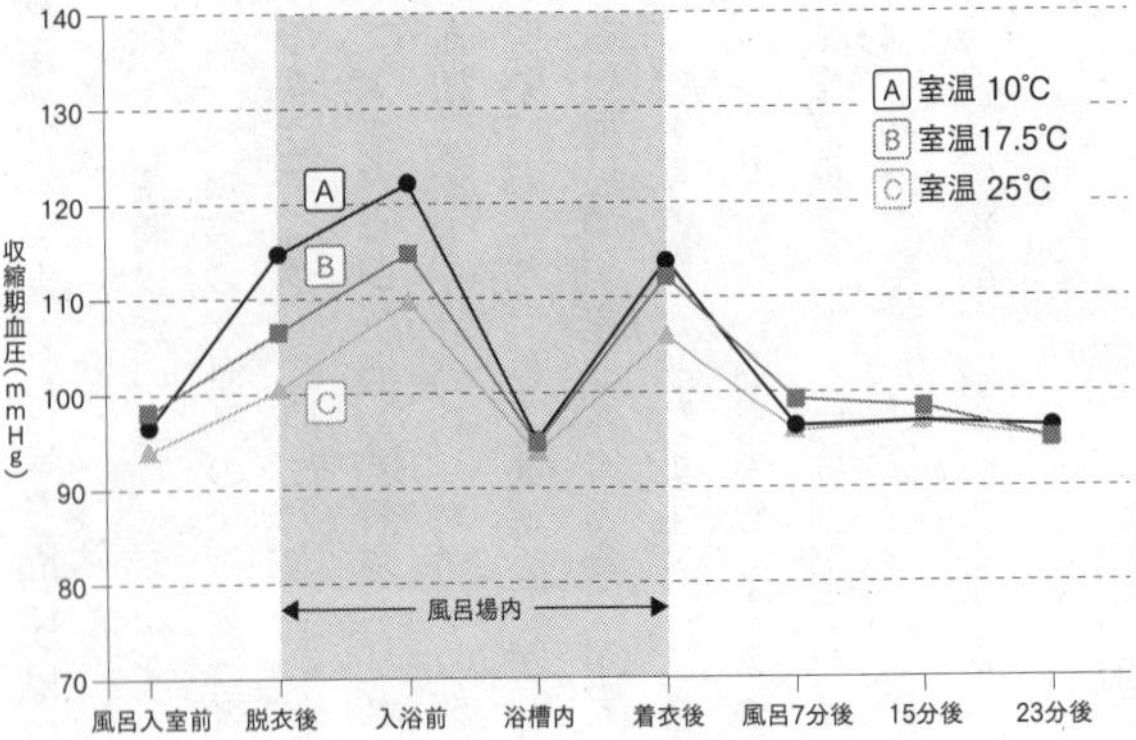

入浴の際は血圧の変化が大きくなるが、室温が低いと血圧の変化は一層大きくなる。（Appl Human Sci. 1996;15:19-24）

入浴時の事故死が多いのはやはり寒い季節

消費者庁が発表しているデータを見ても、寒さの厳しい12月から3月までが入浴時の事故死が多いことが分かる。そうした人のほとんどが65歳以上の高齢者だ。入浴時の事故死はこの10年で1・7倍に増えている。

ううむ、やはり冬場の入浴を甘く見てはいけないようだ。とかく日本人はシャワーで済ませず、肩までしっかり湯船に浸かる人が多いこともあってか、世界的に見てもダントツで入浴時に溺死する人が多い。

冬季の入浴中の事故に関する実態を調

べるために消費者庁が２０１５年に実施した調査によると、全体の約１割が入浴中にのぼせたり、意識を失ったりして、ヒヤリとした経験があると回答している。そのヒヤリとした具体的な状況は、**「浴槽に長く（10分以上）浸かっていた」**という回答が多く、浴槽から立ち上がったときにヒヤリとした人が多かった。

「長く浴槽に浸かっていると血圧が下がります。その状態で突然立ち上がろうとすると、通常は血管が収縮して血圧を保とうとするのですが、高齢になると血圧が維持できなくなり、頭に血が十分に回らず、気を失って倒れるということが起こります。倒れた場所がお湯を張った浴槽だと、溺死につながってしまうのです」

アルコールは一時的に血圧を下げる

ここまでの説明で、室温と浴室の寒暖差が大きい冬場の入浴が、いかにカラダの負担になるかがよく分かった。しかし、これはアルコールを飲まない状態でのこと。同じ環境下でアルコールを飲んで入浴するというのは、どれほどの危険性を伴うのだろうか？

「飲酒には、**〝一時的〟に血圧を下げる**作用があります。アルコールを飲むと、アルコールの代謝生産物のアセトアルデヒドの血中濃度が増えることで、血管が拡張し血圧が下が

東京23区における入浴中の事故死の季節変化

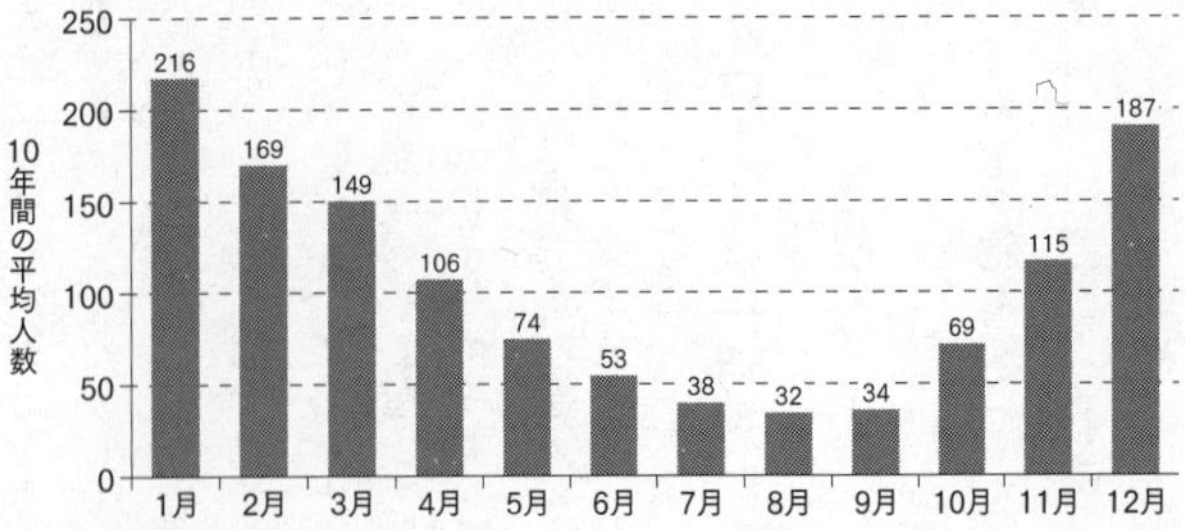

（消費者庁 平成29年1月25日News Release）

るのです。この血圧低下に反応し血圧維持のため、交感神経系が活性化し、脈が増加すると考えられます。

飲酒時は普段よりも血圧が下がっています。これにより、飲酒後の入浴は、血圧のアップダウンの変化の幅がより大きくなる危険性があります。『飲酒後』＋『寒い季節』の入浴はより一層危険です。また、飲酒後は、アルコールによって意識が朦朧としているため、危機管理能力も低下しており、これがさらに危険度を高めてしまうと考えられます」

この話を聞いて、私が体験したヒートショックの原因が見えてきた。アルコールを飲んで一時的に血圧が下がっている状態で、温かい部屋から、暖房なしの寒い脱衣所で着替え、44℃の熱々の湯船に一気に飛び込んだことで血圧が急上昇し、その後湯船に浸かっているうちに急降下したのだろう。そして、

飲酒後は一時的に血圧が下がる

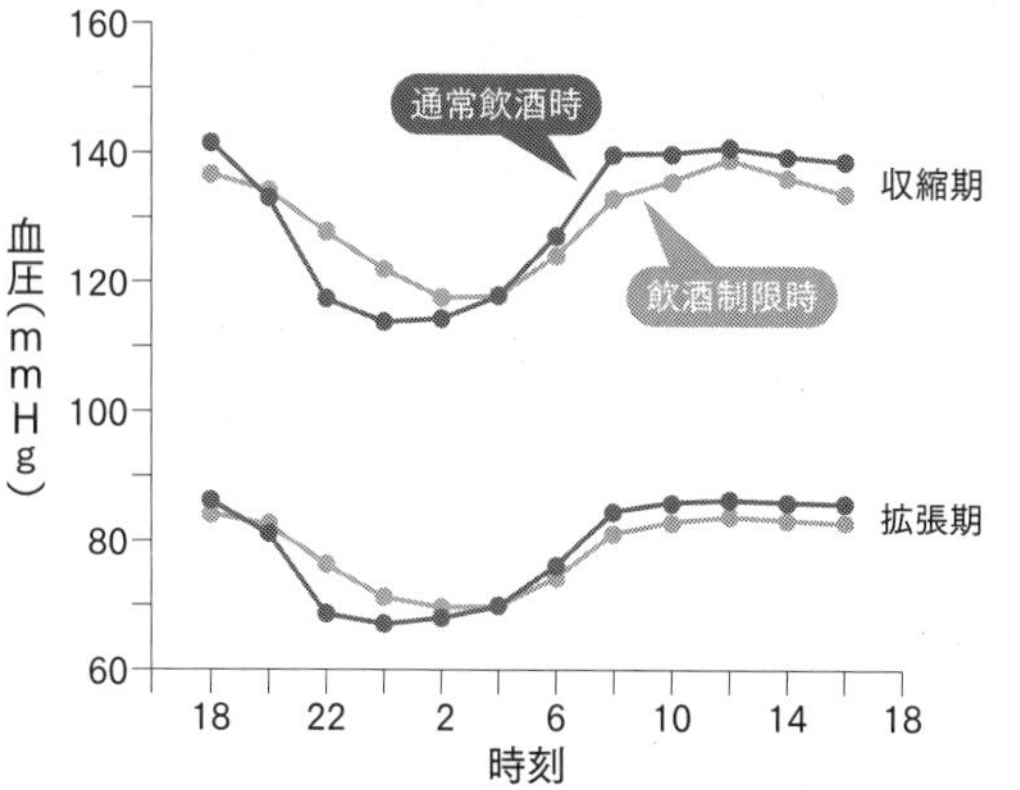

高血圧の人が酒を飲んでいるとき（通常飲酒時）と酒を控えたとき（飲酒制限時）の血圧の変動。夜間に酒を飲んだ後は血圧が低くなる傾向が見られた。一方、日中の血圧は高くなる。（臨床高血圧 2000;6:14）

血圧が下がっているところで、勢いよく立ち上がったから、めまいがしたのだ。私の場合は運よく溺死に至らず、けがもしなかったが、「もう少し高齢だったら、意識を失いそのまま倒れて溺死されていたかもしれません」と梅村さん。考えるだけで背すじが寒くなる。

常日頃から飲んでいる人ほど、血圧は高くなる

梅村さんによると、特に私のようなアルコール常飲者は注意が必要で、さらには「定期的に血圧チェックを欠かさないほうがいい」という。そ

1日当たりのアルコール摂取量と血圧の関係

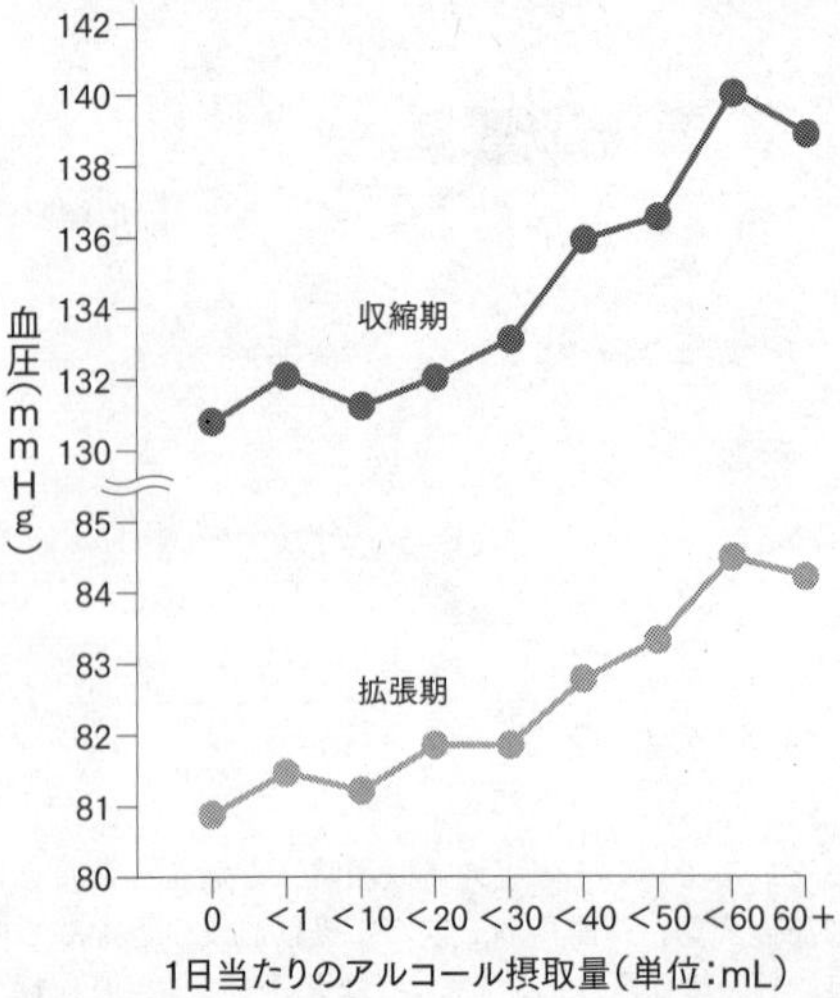

アルコールの摂取量が多いほど、血圧は高くなる。なお、ビール大瓶1本、ワイン2杯程度がアルコール30mLに相当する。(Circulation.1989;80:609)

れにはこんな理由があった。

「アルコールと血圧の関係性は深く、常日頃から飲んでいる人ほど高くなる傾向にあります。**1日当たりのアルコール摂取量に比例して血圧が高くなります。**これは人種や酒類に関係なく共通して言えることです」

先ほど、飲んだ後に血圧が下がると説明したのは、飲酒直後の一時的なもの。日々酒を多く飲み続けると、恒常的な高血圧につながるのだ。

さらに梅村さんは、こう畳みかける。「現在、国内の4

３００万人が高血圧といわれています。そもそも血圧は年齢とともに上昇する傾向にありますが、仕事上のストレスが多い50代男性は一気に高血圧が増えます。アルコール常飲者は高血圧ではなくても、今後高血圧になる可能性が特に高いのです」

確かに思い返すと、私の周辺の左党の多くは高血圧を抱えている。酒豪ほどその傾向が高く、50歳を超えたあたりから増えているように思う。左党の場合、今は正常値でも安心できないのだ。

どうしても入浴したいときはどうすればいい？

飲酒後の、特に寒い時期の入浴の危険性を知ってもなお、「それでもその日のうちにさっぱりしたい」と思う人は少なくないはず。

何かいい方法はないものだろうか？

「さっぱりしたいという気持ちは分かりますが、入浴するのはアルコールが代謝され、アルコールの影響がなくなった後にしてください。体重60キロの成人男性の場合、１単位（純アルコール20グラム＝ビール中瓶１本）のアルコールが体内から消えるまでに約３～４時間かかるといわれています（詳しくはアルコール健康医学協会のページを参照

https://www.arukenkyo.or.jp/health/base/)。

アルコールの代謝能力は人によって差があるのであくまで目安ですが、最低3〜4時間は空けるようにしてください。お酒を飲んで顔が赤くなる人はアルコール代謝能力が弱い人なので、もっと時間を空けるようにしてください。もちろん、酒量が増えればそれだけアルコールが体内に残る時間も長くなりますので注意が必要です」

梅村さんは、入浴まで十分に時間をあけたうえに、さらに次ページの4つの点を注意してほしいと話す。このほか、食後すぐの入浴や、睡眠薬・精神安定剤などを服用した後の入浴も避けるようにしよう（もちろんサウナにも注意）。

それでもなお、お風呂に入りたそうな私の顔を見て、梅村さんは別な一手を提案してくれた。それは「シャワー」だ。ヒートショックのリスクを減らすには、「**ぬるめのシャワーにするといい**」という。

「ぬるめのシャワーであれば、湯船に浸かるより体の負担が少なくなります。そして万が一、倒れたとしても溺死することはまずありません。気を失って倒れた際に怖いのは溺死です。日本は湯船につかる習慣があるため、他国に比べて圧倒的に湯船での溺死者が多いのです」

そうだった！　海外では一般的なシャワーという選択肢があるのだった。「汗をかいて

入浴の際に気をつけたいポイント（特に高齢者）

1	寒暖差を緩和するために入浴前に脱衣所や浴室を暖める。湯船にお湯をはる際、シャワーを使うと蒸気で室温が上がるので一石二鳥
2	湯温は41℃以下のぬるめにして、湯船に浸かる時間は10分まで。長風呂は避ける。半身浴は心臓への負担が少ないが、長時間入浴すれば影響が出る可能性がある
3	浴槽から出る際、急に立ち上がらない。これもめまいを防ぐポイントの一つ
4	家族がいる人は入浴前に一声かけ、いつもより入浴時間が長いときは様子を見に来てもらう。公衆浴場などでは、体調が悪くなったときの発見が早いため心停止に至るケースが少ないという報告も

アルコールを抜く」という間違った考えから、恥ずかしながら、湯船という考えしか頭になかった。確かにシャワーなら、倒れても打撲程度で、死に至る可能性は湯船に浸かるよりずっと低そうだ。今後、飲酒後はシャワーを選択するようにしよう。もちろん、脱衣所や浴室を暖めて温度差をできるだけなくすのはシャワーでも同じ。湯温も〝ぬるめ〟だ。

飲酒後の入浴には、特に冬場こそ注意を払わなければならないことはよくわかった。個人的にはちょっと物足りないが、酒を飲んだ後はシャワーにしよう。しかし、ヒートショックと酒の関係を聞いたら、常飲者が高血圧になる可能性があることが分かるとは何とも驚きの展開である。やっぱりよくないのは飲みすぎだ。「適量」（純アルコール換算で20グラム＝日本酒なら1合）に勝るものはない。

50歳を超えたら、普段から自分の血圧を測り、変化がないかを常にチェックすることもまた大事。そして高めと分かったら酒量をセーブしよう。自分のカラダを守れるのは最終的に自分でしかないのだから。

恐ろしいアルコール依存症の末路

答える人：垣渕洋一さん
成増厚生病院東京アルコール医療総合センター

左党にとって飲酒で心配なことと言えば、飲み過ぎによる肝機能の低下、肥満、痛風から、記憶をなくす、忘れ物をするということまで枚挙に暇《いとま》がない。そんな中でも、お酒を人一倍たしなむ酒豪がひそかに心配しているのが、**「アルコール依存症**（通称アル中）」ではないだろうか。

アルコール依存症というと相当お酒を飲んでいる人でないとならないと思っている人も多いと思う。しかし、左党にとっては実は意外に身近でコワい存在なのだ。

恥ずかしながら私も例外ではなく、「もしかしたらアルコール依存症なのかも？」と思うことが多々ある。

休みの日になると「自分にご褒美」とこじつけ、昼からスパークリングワインを飲んでみたり、普段の日でも夕方5時を回ると、夕飯の支度をしながらビールをカシュッとしてみたり。私にとっては普通だが、酒を飲まない友人に話すと、「それってヤバくない……？」とけげんな顔で見られる。そこで初めて、昼飲み、夕飯の支度をしながら酒を飲むのは普通ではないのだと気づく。

酒の量は若い頃から比べて減ったものの、夕飯となれば何の疑問もなく、酒を用意する。いい年して、記憶をなくしてしまうくらい深酒してしまうこともあるし、やっぱり私はアルコール依存症の一歩手前なんだろうか？

そんな心配をするのも、実際、私の周囲にアルコール依存症で早くに命を落とされた方がいたからかもしれない。その方は食道がんの手術をしてドクターストップがかかっているのに、昼からウイスキーのロックを水のごとく飲んでいた。愛する妻が注意しても酒をやめられず、50歳の声を聞いた途端、亡くなってしまった。

これは極端な例としても、酒量が増えているのに、節制ができないことで悩んでいる人も少なくないのではないだろうか？　そんな左党ならではの不安を抱える人のために、成増厚生病院東京アルコール医療総合センター長の**垣渕洋一**さんに、アルコール依存症の怖さやどこからが依存症なのかなどについて話を伺った。

アルコール依存症および、リスクの高い飲酒者の推計数

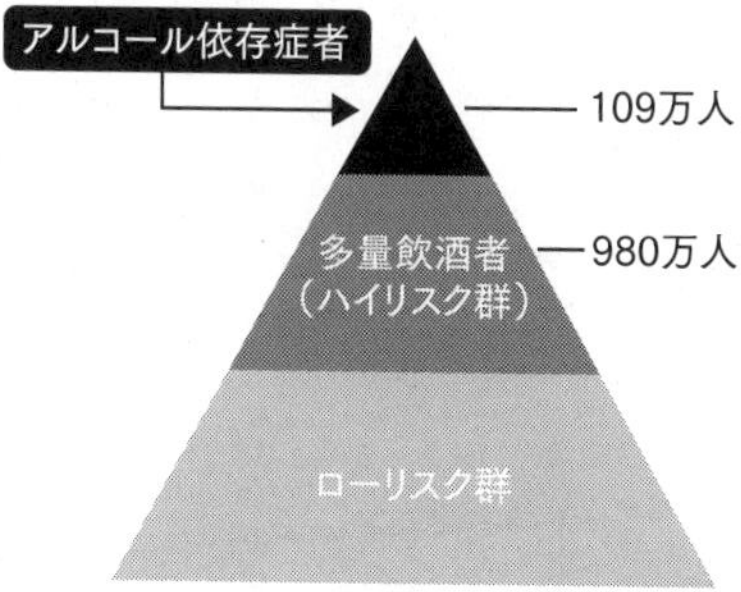

2013年の厚生労働省研究班の調査による推計。アルコール依存症者数は「ICD - 10」の診断基準によるもの。ハイリスク群の多量飲酒者は、飲酒する日には純アルコール換算で60グラム以上飲酒している人。

依存症は１０９万人、予備群は９８０万人！

まずは、現状を垣渕さんに聞いてみた。実際のところ、アルコール依存症はどのくらいいるのだろうか？

「２０１３年の厚生労働省研究班の調査によると、アルコール依存症者は**１０９万人**いると推計されています。そして、その予備群ともいえる**多量飲酒者（ハイリスク群）**は９８０万人いると推計されています」

聞いてびっくり。依存症が１０９万人もいるのも驚きだが、リスクの高い多量飲酒者が１０００万人近くいるとは！　垣渕さんから昨今は女性のアルコール依存症も増えていると聞き、もしや私もその中に入るのかと思う

と、ますます不安になってくる。

「妻より酒！」恐るべき依存症の実態

109万人いるというアルコール依存症とはどういう状態なのだろうか。垣渕さんはこう説明してくれた。

「単純に飲酒量で『ここからが依存症』などと定義できるわけではありません。明確な境界があるわけではなく、その方の生活環境によっても変わります。飲酒量自体より、お酒を飲むことで、身体疾患、精神疾患、暴力、家庭不和や無断欠勤などさまざまな問題が起こり、医師、上司、家族など周囲から注意されているけれど、節酒も断酒もできず、問題が継続しているかどうかを慎重に判断して、アルコール依存症と診断します」

垣渕さんによると、アルコール依存症の診断基準にはＷＨＯ（世界保健機関）が作成した「ＩＣＤ－10」（国際疾病分類第10版）によるアルコール依存症の診療ガイドラインがあるのだという。

具体的には、「飲酒したいという強い欲望・強迫感がある」「飲酒の開始・終了、あるいは飲酒量に関して行動を統制することが困難」「禁酒、減酒の際に離脱症状がある」「明らかに有害な結果が起きているにもかかわらず飲酒をしている」といった6項目があり、過去1年間に3項目以上が同時に1カ月以上続いたか、繰り返し出現した場合に依存症と診断される。

実際には、本人に加えて、家族や周りの人に、どんな飲酒問題が起こっているかの話を聞きながら診断していくのだと垣渕さんは言う。中には、診断基準に照らし合わせるまでもなく、極めて重度な問題になっていて、どう考えても依存症だというケースも少なくないそうだ。

「私のところには夫婦で訪ねてくる方が多いのですが、その際、お酒がやめられない夫に対して奥様が『私とお酒とどっちが大事なの？』と聞くと、間髪入れずに『お酒』と答える方もいます。ここまで来るともう即入院レベルのアルコール依存症と言っていいでしょう。ご想像できると思いますが、こうなると**高い確率で離婚です**。実際、アルコール依存症の方は離婚率が高いことでも知られています」

妻よりお酒を取る……。素人の私から見てもアルコール依存症だと思う。垣渕さんによると、離婚して一家離散となっても飲酒を続け、会社もクビとなり、収入がなくなって生活保護を受けるようになっても飲み続け、孤独死する人もいるとか。

こ、こわい……。こうなる前に何としてでもリスクが高い人たち（ハイリスク群）より上には行かないようにしよう。いや、それよりもローリスク群に下がる努力をしなくては。

毎日、日本酒を3合以上飲んでいる人は要注意

次に、アルコール依存症のリスクが高い予備群（ハイリスク群）に該当するのは、どのような人たちなのだろうか。

「例えば、恒常的に酒量が多く、**肝機能値（γ-GTP）**が高くなっており、会社での健康診断で注意されて、一時的に飲酒を控えてγ-GTPが下がるものの、またすぐに飲酒量が増えてしまうという方です。何年にもわたってアルコール性の肝炎が続いていますが、仕事はこなしていて、家庭でも問題ないなど、目立った飲酒問題は起きてない状態です。依存症の一歩手前の状態ですが、今すぐ断酒しなければならない方ではありません。しかし、飲酒量を減らすための専門的な指導を受ける必要はあります」

推計980万人という数字からも分かるように、ハイリスク群の人は決して珍しい存在ではない。垣渕さんによると、会社員でも普通にいるのだという。日々のアルコール摂取量でいうと、純アルコール換算で1日60グラムが一つの目安になると垣渕さんは話す。

「一般に適量が20グラム程度（日本酒1合、ビール中瓶1本）ということをご存じの方も

いらっしゃるでしょう（日本人男性の場合）。このレベルはローリスクです。酒量が増えるごとにリスクは上がってきますが、特に60グラムを超えてくると飲酒問題が起こってくるので、真剣に節酒を考えないといけないレベルになります。専門家の間でも『60グラムの壁』と呼ばれています。80グラムを超えると問題は必ず起きてきます」

純アルコールに換算して60グラムは日本酒でいえば３合。左党であれば軽々飲める量である。今は飲酒問題を抱えておらず、体に何の影響はなくても、将来的にアルコール依存症になるリスクが高い、まさに「アルコール依存症予備群」となるのだ。

ちなみに、ビジネスパーソンで普通に会社で仕事をしている人でも、γ－ＧＴＰが３００を超えているといった人は珍しくないそうだ（日本人間ドック学会の基準ではγ－ＧＴＰが１０１以上で異常）。

「学会発表された、ある大企業の健康管理室での話です。この企業では、職場健診でγ－ＧＴＰが３００以上の社員を呼び出して指導する計画を立てたそうなのですが、健診の結果、γ－ＧＴＰが３００以上だと対象人数が多くて指導する時間が確保できないため、基準を５００以上に変更したそうです。γ－ＧＴＰが２００以上は高度上昇、５００以上は超高度上昇に分類されます。普通に働いている方のなかにも少なからぬ数の予備群がいることが分かります」

なお、アルコール依存症で入院する患者となると、肝機能値（γ－GTP）の数値が4000などという人も珍しくないそうだ。

飲酒習慣スクリーニングテストで確認できる

ここまで読むと、酒量の多い人は、「果たして自分は大丈夫なのか」と不安に思う人も多いだろう。かくいう私も大丈夫なのだろうか……。そんな人は、自分の飲酒状態、つまりアルコール依存症や予備群の心配があるかどうかを簡単に確認できるテストがあるので、ぜひ試してほしい。

「まずは、WHOが掲げる**AUDIT**《オーディット》（飲酒習慣スクリーニングテスト）か、久里浜医療センターの**KAST**（久里浜式アルコール依存症スクリーニングテスト）を行いましょう。診断はできませんが、飲酒問題の程度が分かります」。AUDITは厚生労働省や大手酒造メーカーのサイトなどでも公開されており、簡単に試すことができる（「AUDIT」を298ページに掲載」）。

ということでさっそく私もやってみた。質問は全部で10個。過去1年までを対象に、普段の飲酒状況に答えるだけで数分で結果が出る。私の結果は7点。思ったよりも低かったが、果たして……。

「あくまでも目安ですが、9点以下はローリスク、10〜19点はハイリスク（＝予備群）、20点以上はアルコール依存症を疑う、という判断となります」

飲酒量を減らすために、まず「見える化」を

悲しい結末を迎えないためにも、予備群に該当する人は、それより上に行かないために、そしてできることなら飲酒量を減らして、ローリスク群に入れるようにケアしておかねばならない。では、具体的にどうすればいいのだろうか。

垣渕さんが依存症やその予備群の人に対して、飲酒量を減らすために推奨しているのが**「飲酒量の見える化」**なのだという。

「記録をとり『飲酒量を見える化』するのが、飲酒量を抑えるための大きなポイントとなります。次の項目を表にして、日々記録してもらいます。**①目標とする飲酒量、②何をどれだけ飲んだか、③それを満たしたかどうか（○×でチェック）、④休肝日（連続して2日）が取れたかどうか、⑤運動の有無**——の5つです。

そして肝心なのが、チェック表ができたら周囲に宣言することです。そうすることで、

飲酒スクリーニングテスト（AUDIT）

❶あなたはアルコール含有飲料をどのくらいの頻度で飲みますか？	
0	飲まない
1	1カ月に1度以下
2	1カ月に2～4度
3	1週に2～3度
4	1週に4度以上

❷飲酒するときには通常どのくらいの量を飲みますか？（日本酒1合は2ドリンクに相当）	
0	1～2ドリンク
1	3～4ドリンク
2	5～6ドリンク
3	7～9ドリンク
4	10ドリンク以上

❸1度に6ドリンク以上飲酒することがどのくらいの頻度でありますか？	
0	ない
1	1カ月に1度未満
2	1カ月に1度
3	1週に1度
4	毎日あるいはほとんど毎日

❹過去1年間に、飲み始めるとやめられなかったことが、どのくらいの頻度でありましたか？	
0	ない
1	1カ月に1度未満
2	1カ月に1度
3	1週に1度
4	毎日あるいはほとんど毎日

❺過去1年間に、普通だと行えることを飲酒していたためにできなかったことが、どのくらいの頻度でありましたか？	
0	ない
1	1カ月に1度未満
2	1カ月に1度
3	1週に1度
4	毎日あるいはほとんど毎日

❻過去1年間に、深酒の後体調を整えるために、朝迎え酒をしなければならなかったことが、どのくらいの頻度でありましたか？	
0	ない
1	1カ月に1度未満
2	1カ月に1度
3	1週に1度
4	毎日あるいはほとんど毎日
❼過去1年間に、飲酒後、罪悪感や自責の念にかられたことが、どのくらいの頻度でありましたか？	
0	ない
1	1カ月に1度未満
2	1カ月に1度
3	1週に1度
4	毎日あるいはほとんど毎日
❽過去1年間に、飲酒のため前夜の出来事を思い出せなかったことが、どのくらいの頻度でありましたか？	
0	ない
1	1カ月に1度未満
2	1カ月に1度
3	1週に1度
4	毎日あるいはほとんど毎日
❾あなたの飲酒のために、あなた自身か他の誰かがけがをしたことがありますか？	
0	ない
2	あるが、過去1年にはなし
4	過去1年間にあり
❿肉親や親戚・友人・医師あるいは他の健康管理にたずさわる人が、あなたの飲酒について心配したり、飲酒量を減らすように勧めたりしたことがありますか？	
0	ない
2	あるが、過去1年にはなし
4	過去1年間にあり

厚生労働省のe-ヘルスネットより（https://www.e-healthnet.mhlw.go.jp/information/ dictionary/alcohol/ya-021.html）。酒量は「日本酒1合＝2ドリンク」「ビール大瓶1本＝2.5ドリンク」「ウイスキー水割りダブル1杯＝2ドリンク」「焼酎お湯割り1杯＝1ドリンク」「ワイングラス1杯＝1.5ドリンク」「梅酒小コップ1杯＝1ドリンク」とする。

周りの手前、なかなか節酒をやめにくくなります。この記録を奥様などご家族にも確認してもらって、チェックをつけてもらうとなお効果的です。また定期的に計測したγ‐GTPの数値などを書き加えておくのもいいでしょう」

垣渕さんによると、目標を達成することで、何が得たいかを設定しておくことも大切だという。目標はγ‐GTPの数値の改善、夫婦仲の修復など何でもいいそうだ。「要は自分にとってご褒美となる目標を設定すればいいのです」

無理な目標設定はリバウンドの元

では、目標を決める際、飲酒量はどう設定すればいいのだろうか。

垣渕さんによると、「無理な目標設定はリバウンドの元」だという。実際問題、日々60グラム以上のアルコールを摂取している人が、いきなり20グラムにするのは無理がある。まずは40グラムを目指し、続けてできるようになったら30グラムといったように、少しずつでもいいから段階を経て減らしていくほうが無理がなく現実的だ。

「ダイエットと同じく、飲酒量をレコーディング（記録）することで、自分のアルコール摂取の実態が明確になります。そして家族の応援も得られます。飲酒記録を行った方々で、健康を取り戻した方は多くいらっしゃいます」

実際、特定保健指導の対象者に該当し、AUDIT10点以上もしくは週21ドリンク（1ドリンクは純エタノール10グラム）以上の男性飲酒者55名に対し、6カ月間の生活習慣記録表（飲酒記録）を取り入れた3回の集合教育を行ったところ、AUDIT得点、飲酒量、腹囲、体重、拡張期血圧、ALT、γ－GTPが有意に減少し、善玉コレステロールであるHDLコレステロールが有意に増加したという報告もある（労働科学 2013;89(5):155-165）。なお、メタボリック症候群と予備群を合計した割合は、55人中49人（89・1％）から31人（56・4％）に減少したという。

垣渕さんいわく、アルコール依存症の人は「頑固で人の言うことを聞かない方が多いです。そうでない方は、病院に来る前に周囲の話を聞いて、断酒や節酒に成功しているはずですから」という。しかしこれだけ顕著に数字として結果が出せるなら、頑固な人でも「やってみようかな？」と思うのではないだろうか？ 私もこれなら続けられそうだ。

アルコール依存症や予備群にならないために、ほかに気をつけるべきポイントはないだろうか。

「飲酒習慣は、何かイベントがある時に飲む『**機会飲酒**』、イベントがなくても飲む『**習慣飲酒**』、そして飲む時間や場所をわきまえなくなる『**強迫飲酒**』と進行します。ローリスクなのは、『機会飲酒』までです。晩酌は『習慣飲酒』の一種です。量が増えず、酒害は起きてなくても、飲まないと何となく物足りないという気持ちがある場合『常用量依存』となっている可能性があります。いわばミドルリスクです。その先、『寂しい』『休日だから』『不眠だから』と理由をつけて飲酒量・時間が増え出すとハイリスクとなり、引き返しにくくなります」

うーむ、休日だからと昼から飲む自分を戒めなくては……。

人生を悲しい結末で終わらせないためにも、飲み過ぎだと自覚がある人は、飲酒の記録をつけ現状をきちんと把握し、少しずつでも酒量を減らしていくように努力する。できれば、アルコール換算で1日20グラムの適量に近づけるようにしたい。とにもかくにもまずはAUDITでセルフチェックをしてみてはいかがだろうか。

監修者あとがき——人の世にたのしみ多し然れども

ずっしりとした芳醇旨口の本である。多くの専門家への丁寧な取材から、現時点で分かっている、飲酒と健康に関する情報が幅広く網羅された「決定版」とも言える。

ネットで少し検索してみれば分かるが、ネット上には出典不明のコピペ情報があふれており、サプリ等の広告も多く、まさに玉石混交。何が正しくて何が間違っているのか判断することが難しい。

飲酒に限らず、健康情報を得るには相当なリテラシーが必要になる、というのが現状だ。そんな中で、このように「真面目に」作られた本は貴重であろう。

日本では、戦後、経済成長に伴って飲酒量は増え続けてきたが、1990年代以降は伸び悩み、成人1人当たりの消費量は2000年ごろからは減少傾向にある。女性の飲酒は依然やや増加傾向にあるが、男性の特に若い世代では飲酒習慣そのものが変化してきているといえる。

この背景には、インターネットの普及など娯楽・コミュニケーション手段の多様化、健康意識の変化、昔ながらの「職場飲み会」の減少、など要因がいろいろとある。中でも、飲酒と健康の関係、特に飲酒が健康に与える〝悪影響〟に関する知見が明らかになり、一般にも広がってきたことが一定の意味を持つことは間違いないだろう。

この本では多くの専門家に飲酒と病気との関連や、逆に飲酒が良い影響を与える可能性、また体への負担が小さい飲酒法などについて取材を行っている。

全体を読み通してみて、医師としては、「飲酒は多くの病気のリスクになる」ということをあらためて認識せざるを得ない。その多くは大きな集団での観察研究によって報告されており、科学的には「エビデンスレベルが高い」ということができる。

一方、飲酒が健康に良い、という点に関しては、細胞実験や少人数での研究結果が目立ち、その多くが「健康に良い可能性はある」が、まだ「議論のある」段階で、エビデンスレベルが「やや弱い」ことは否めない。

有名な「Jカーブ」現象により、少量の飲酒によって心血管系の疾患のリスクが減少することは示唆されているが、全体的には飲酒の害は明らかで、適正な飲酒量はエタノール換算で1日20グラム程度（ビール中瓶1本、日本酒なら1合程度）というのが実際のところである。

これは、我々左党にはいささか厳しい基準である。だが、少なくとも現時点での知見に基づけば、健康を考えると飲酒量はかなり控えめにしたほうがよい、という結論になる。

一方、飲酒の体に与える影響にはかなりの個人差がある。アルコールを代謝する酵素など遺伝子に違いがあるし、体の大きさ、性差、年齢などの要因があり、一律の基準で判断するのは難しい。

また、我々の生活は多くのリスクとともにある。あらゆるリスクを排除して少しでも長生きしたい、という〝ゼロリスク主義者〟には、飲酒は勧められない。しかし、多くの人は、一定のリスクを取りながら、楽しみを見つけて生活している。大切なのは大きすぎるリスクを避けることである。

この本は、「お酒」という健康リスクを選び、その楽しみを享受したい人にとっては、「どの程度のリスクなら許容できるのか」を考える参考になるのではないだろうか。

すべての人がゼロリスクで生きる必要はない。そして、「健康リスク」を取る、ということは、自らの健康を常に意識する、ということに他ならない。定期的に検査を受ける、健診の結果に注意する、など、体が発するSOSサインをいち早く見つける方法はたくさんある。

さらに多くの専門家が指摘することは、特に意外なものではない。栄養バランスのとれた食事、塩分を控え、水分の補給や、カロリーオーバー・肥満には気を付けて、一定量の運動もする。リスクを相乗的に高めるタバコとのダブルリスクは避ける。そして、自分にとって適量の酒を飲み、依存を防ぐためにも飲まない日も作る（休肝日でもあるし、休脳日でもある）。

それでも、もし検査で肝機能などの数値が悪くなった場合には、お酒を減らすかやめるしかない。どれも当たり前のことだが、少しずつでも実践できるようにしていけば、左党も「健康的」にお酒を楽しんでいけるのではないだろうか。

「飲める楽しみ」を大切にしたい。

肝臓専門医　浅部伸一

取材協力者

松嶋成志（まつしま まさし）さん

東海大学医学部 内科学系消化器内科学教授

1985年、東京大学医学部卒業。公立昭和病院消化器内科シニアレジテント、東京大学医学部旧第一内科助手などを経て、1996年、米国ミシガン大学研究員。2001年に帰国後、東海大学消化器内科講師、同准教授を経て2013年、同教授。2014年、付属東京病院 病院長。2016年より東海大学医学部付属病院勤務。

浅部伸一（あさべ しんいち）さん（監修者）

自治医科大学附属さいたま医療センター消化器内科非常勤講師

1990年、東京大学医学部卒業後、東京大学附属病院、虎の門病院消化器科等に勤務。国立がんセンター研究所で主に肝炎ウイルス研究に従事し、自治医科大学勤務を経て、アメリカ・サンディエゴのスクリプス研究所に肝炎免疫研究のため留学。帰国後、2010年より自治医科大学附属さいたま医療センター消化器内科に勤務。現在はアッヴィ合同会社所属。肝臓専門医。専門は肝臓病学、ウイルス学。好きな飲料は、ワイン、日本酒、ビール。

滝澤行雄（たきざわ ゆきお）さん

秋田大学名誉教授

1932年長野県生まれ。1962年新潟大学大学院医学研究科卒業、医学

博士。1964年同医学部助教授、1973年秋田大学医学部教授。1995年国立水俣病総合研究センター所長、同センター顧問、秋田大学名誉教授。長年日本酒と健康について研究しており、『1日2合日本酒いきいき健康法』などの著書も多数。

柿木隆介（かきぎ りゅうすけ）さん

自然科学研究機構 生理学研究所 名誉教授

順天堂大学医学部 客員教授

国立大学法人総合研究大学院大学 名誉教授

1978年、九州大学医学部卒業後、同大学医学部付属病院（内科、神経内科）、佐賀医科大学内科に勤務。1985～87年、ロンドン大学医学部留学後、佐賀医科大学を経て、1993年より岡崎国立共同研究機構（現、自然科学研究機構）生理学研究所教授。2013年より順天堂大学医学部客員教授を併任。

楠山敏行（くすやま としゆき）さん

東京ボイスクリニック院長

慶應義塾大学医学部卒。慶應義塾大学医学部耳鼻咽喉科学教室入局後、国際医療福祉大学東京ボイスセンター副所長を経て、2010年に東京ボイスクリニック品川耳鼻咽喉科を開業。日本耳鼻咽喉科学会認定専門医、日本気管食道科学会専門医。日本音声言語医学会評議員、東日本音声外科研究会世話人・事務局。国立音楽大学音楽学部非常勤講師（声の科学）。

林松彦（はやし まつひこ）**さん**

河北総合病院 臨床教育・研修部 部長

慶應義塾大学医学部客員教授

1977年、慶應義塾大学医学部卒業後、シカゴ大学医学部内科研究員などを経て、2009年より同大血液浄化・透析センター教授、2018年同大教授より現職に。日本内科学会総合内科専門医、日本腎臓学会腎臓専門医・指導医、日本高血圧学会功労会員、日本透析医学会専門医・指導医、日本プライマリ・ケア連合学会認定医・指導医。

林博之（はやし ひろゆき）**さん**

渋谷DSクリニック理事長

医学博士。東京慈恵会医科大学卒業。東京厚生年金病院形成外科医長などを経て、2005年、医療痩身専門院の「渋谷DSクリニック」を開設。ダイエットの専門医。医学的根拠に基づいた、リバウンドのない正しいダイエットの啓蒙に努めている。

津金昌一郎（つがね しょういちろう）**さん**

国立がん研究センター 元・社会と健康研究センター長

医学博士。1981年、慶應義塾大学医学部卒業、同大学院 医学研究科にて公衆衛生学を専攻。日本人の食事、飲酒、喫煙など、生活習慣とがんなどの病気発生との関係を長期に渡って調査研究する多目的コホート研究の主任研究者。著書に『科学的根拠に基づく最新がん予防法』など。

樋口進（ひぐち すすむ）さん

独立行政法人国立病院機構 久里浜医療センター 顧問・名誉院長

1979年東北大学医学部卒業。山形県長井市立総合病院を経て、慶應義塾大学医学部精神神経科学教室に入局、1982年国立療養所久里浜病院（現・国立病院機構久里浜医療センター）勤務。1987年同精神科医長。1988年米国立衛生研究所（NIH）留学。1997年国立療養所久里浜病院臨床研究部長。副院長を経て、2012年から院長。2022年から現職。WHO物質使用・嗜癖行動研究研修協力センター長、WHO専門家諮問委員（薬物依存アルコール問題担当）、国際アルコール医学生物学会（ISBRA）前理事長。日本アルコール関連問題学会前理事長。

垣渕洋一（かきぶち よういち）さん

成増厚生病院副院長　東京アルコール医療総合センター・センター長

筑波大学大学院修了後、2003年より成増厚生病院付属の東京アルコール医療総合センターにて精神科医として勤務。臨床のかたわら、学会や執筆、地域精神保健、産業精神保健、メディアでも活躍中。医学博士。著書に『「そろそろ、お酒やめようかな」と思ったときに読む本』など。

大越裕文（おおこし ひろふみ）さん

航仁会 西新橋クリニック 理事長

1981年東京慈恵会医科大学卒業。東京慈恵会医科大学第一内科助手、ワシントン大学リサーチフェロー、日本航空 健康管理室主席医師などを経て、2008年より現職。出光興産、共同通信産業医。日本渡航医学会理事、日本宇宙航空環境医学会評議員、日本産業衛生学会代議員、編著書に『診療所で診るトラベルメディスン』、著書に『旅の健康術』。

古川直裕（ふるかわ なおひろ）**さん**

川崎医療福祉大学大学院 医療技術学研究科臨床栄養学専攻 客員教授
1979年より川崎医科大学助手、同講師、2007年より川崎医療福祉大学医療技術学部臨床栄養学科教授。2022年に定年退職して現職に。専門分野は「消化管運動、消化液分泌の自律神経性調節機構」「嘔吐誘発の神経機構」。元日本生理学会評議員。日本平滑筋学会理事。

溝上哲也（みぞうえ てつや）**さん**

国立国際医療研究センター 臨床研究センター 疫学・予防研究部 部長
1988年産業医科大学医学部卒業。産業医科大学産業生態科学研究所助手、九州大学大学院医学研究院（予防医学）助教授を経て、2006年国立国際医療センター研究所（疫学統計研究部）部長。2017年4月より現職。主な研究領域は、生活習慣病の疫学研究、国際学校保健、産業保健など。

清水京子（しみず きょうこ）**さん**

東京女子医科大学消化器内科 非常勤医師
1984年、東京女子医科大学消化器内科入局、1991年、米国ロチェスター大学留学を経て、2009年より東京女子医大学消化器内科准教授。膵臓・胆道疾患、急性膵炎、慢性膵炎、自己免疫性膵炎、膵嚢胞性疾患、膵癌の診断と治療を専門とする。日本膵臓学会（評議員）、日本

膵臓病研究財団（理事）、日本消化器病学会（専門医・指導医・財団評議員・関東支部評議員）。

中村清吾（なかむら せいご）さん

昭和大学医学部乳腺外科特任教授　昭和大学病院ブレストセンター長

1982年千葉大学医学部卒業。同年より聖路加国際病院外科にて研修。1997年M.D.アンダーソンがんセンターほかにて研修。2005年6月聖路加国際病院ブレストセンター長、乳腺外科部長に就任、2010年6月より現職。日本外科学会理事、日本乳癌学会理事長。

堀江重郎（ほりえ しげお）さん

順天堂大学 大学院医学研究科 泌尿器外科学教授

1985年、東京大学医学部卒業。米国テキサス州で米国医師免許取得。帰国後、国立がん研究センターなどの勤務を経て、2003年に帝京大学医学部泌尿器科・主任教授に就任。2012年から順天堂大学大学院泌尿器外科学・教授。日本泌尿器科学会指導医。日本メンズヘルス医学会理事長。日本抗加齢医学会副理事長。著書に『寿命の9割は「尿」で決まる』、『堀江重郎 対談集 いのち』など。

吉野一枝（よしの かずえ）さん

産婦人科医　臨床心理士

1993年、帝京大学医学部卒業。1995年、東京大学医学部産科婦人科学教室に入局。 母子愛育会愛育病院、長野赤十字病院、藤枝市立総合病院などを経て、2003年、よしの女性診療所を開院。NPO法人女性医療ネットワーク副理事長、「性と健康を考える女性専門家の会」

運営委員。NHKの朝の情報番組「あさイチ」に、更年期や女性ホルモンの専門家として出演。

須見洋行（すみ ひろゆき）さん

倉敷芸術科学大学名誉教授

医学博士。1974年徳島大学医学部大学院修了、浜松医科大学生理学助手、シカゴマイケルリース研究所文部省在外研究員を経て、1982年宮崎医科大学生理学助教授、1997年より倉敷芸術科学大生命科学部教授・学部長。岡山テンペ協会会長。納豆を主とする発酵食品の機能性、本格焼酎の成分が持つ線溶活性の研究の第一人者として知られる。

佐藤充克（さとう みちかつ）さん

山梨大学 ワイン科学研究センター 客員教授

東北大学農学部卒業後、メルシャン入社。東京大学農学部、カリフォルニア大学デービス校を経て、メルシャン酒類研究所・所長に就任。赤ワインのポリフェノールの研究を進める。NEDOアルコール事業本部、研究開発センター所長、山梨大学大学院ワイン科学研究センター、ワイン人材生涯養成拠点・特任教授、山梨県果樹試験場・客員研究員などを歴任。ワイン及びポリフェノールに関する論文多数。

若月佐恵子（わかつき さえこ）さん

福光屋 開発本部 店舗事業部 部長（取材時）

アパレルブランドのショップマネージャーを経て、2004年、新店舗「SAKE SHOP 福光屋 玉川店」の店長として福光屋に入社。2010年、

「SAKE SHOP 福光屋 東京ミッドタウン店」の店長としてオープンに従事。2014年から現職。

阿野泰久（あの やすひさ）さん

キリン R&D本部 健康技術研究所 研究員（取材時）

2012年、東京大学大学院農学生命科学研究科博士課程修了。カマンベールチーズの認知症予防効果の研究など、食品の健康効果を研究。2014年 日本獣医学会獣医学奨励賞、2016年 内閣府ImPACT「Healthcare Brainチャレンジ」優秀賞。

佐藤幹（さとう みき）さん

新橋スリープ・メンタルクリニック院長

医学博士。1997年東京慈恵会医科大学卒業、同大学精神医学講座入局後、2003年～10年まで同大学付属病院本院精神科外来勤務。睡眠障害を中心に、精神科領域全般における診療を行なう。睡眠学を専門とし、過眠症（ナルコレプシーなど）、不眠症、睡眠覚醒リズム障害などの臨床と研究を行う。特に不眠症に関しては認知行動療法を取り入れた治療法を研究。2010年、不眠症治療の研究にて学位（博士号）取得、同年「新橋スリープ・メンタルクリニック」を開設。

飯嶋久志（いいじま ひさし）さん

一般社団法人千葉県薬剤師会 薬事情報センター長

1994年日本大学薬学部卒業。薬剤師、博士（薬学）。千葉県薬剤師会薬事情報センター主任研究員などを経て、2007年から現職。日本医薬品情報学会 理事、日本薬剤師会 臨床・疫学研究推進委員会 副委員長なども務める。医薬品情報学、医療情報学を専門とする。地域医療連携の推進や医療の質を向上するため、調査・研究やそれに基づいた対策に取り組んでいる。

山本龍生（やまもと たつお）**さん**

神奈川歯科大学歯学部 教授

岡山大学大学院歯学研究科修了。岡山大学歯学部助手（予防歯科学）、米テキサス大学生物医学研究所客員研究員、岡山大学歯学部附属病院講師などを経て現職。専門分野は、社会歯科学、社会疫学、予防歯科学、口腔衛生学、口腔保健学。第8回国際歯周病学会ジョン・オー・バトラー賞、日本口腔衛生学会学術賞などを受賞。

梅村敏（うめむら さとし）**さん**

横浜労災病院名誉院長　横浜市立大学名誉教授

1975年横浜市立大学医学部卒業後、米国クレイトン大学医学部高血圧研究所・助教授を経て、1998年横浜市立大学内科学第二講座・教授、2008年同大医学部長、2010年病院長、2012年より横浜市立大学学術院・医学群長を歴任。2016年より横浜労災病院院長。著書に『高血圧にならない、負けない生き方』ほか多数。

本書は２０１７年11月に日経ＢＰから発行した
同名書を文庫化したものです。

日経ビジネス人文庫

酒好《さけず》き医師《いし》が教《おし》える
最高《さいこう》の飲《の》み方《かた》

2023年2月1日　第1刷発行

著者
葉石《はいし》かおり

発行者
國分正哉

発行
株式会社日経BP
日本経済新聞出版

発売
株式会社日経BPマーケティング
〒105-8308 東京都港区虎ノ門4-3-12

ブックデザイン
小口翔平＋嵩あかり（tobufune）

本文DTP
アーティザンカンパニー

印刷・製本
中央精版印刷

Printed in Japan　ISBN978-4-296-11709-3

nbb 好評既刊

人を生かす 稲盛和夫の経営塾

稲盛和夫

混迷する日本企業の根本問題に、ずばり答える経営指南書。人や組織を生かすための独自の実践哲学・ノウハウを公開します。

ネット興亡記 ①開拓者たち

杉本貴司

ドラマにもなった本格ノンフィクション。藤田晋の屈辱、楽天誕生秘話、アマゾン日本上陸ほかネット黎明期の熱き物語を一気読み。

ネット興亡記 ②敗れざる者たち

杉本貴司

ライブドアに迫る破滅の足音。敗者がつないだLINEの物語。メルカリ創業者の長い旅……起業家たちの光と影を鋭く描き出す。

グレイトフル・デッドにマーケティングを学ぶ

ブライアン・ハリガン
デイビッド・ミーアマン・スコット
渡辺由佳里＝訳

ライブは録音OK。音楽は無料で聴き放題。あの伝説のバンドはインターネットが登場するはるか前から、フリーもシェアも実践していた。

戦略読書〔増補版〕

三谷宏治

私たちは読んだ本でできている。無類の本好きで知られる著者が「読む」＝「戦略」に変換し、オリジナル人材になるための読書術を大公開。

nbb 好評既刊

絶対に休めない医師がやっている最強の体調管理 コロナ対応版

大谷義夫

多くの患者を診察する多忙な日々のなか、どのように心身を整えているのか。ウィズ・コロナ時代の体調管理術を30年以上病気知らずの名医が指南。

整える習慣

小林弘幸

ストレスで心も体も疲労困憊。そんなとき大事になるのが自律神経を整える毎日のちょっとした積み重ねだ。第一人者が108の行動術を指南。

リセットの習慣

小林弘幸

〝なんとなく調子が優れない〟のは、自律神経が乱れているから。自律神経研究の名医が教える、悪い流れを断ち切る99の行動術。書き下ろし。

医師に「運動しなさい」と言われたら最初に読む本

中野ジェームズ修一
田畑尚吾・伊藤恵梨＝監修医師

「コロナ太りヤバい」と思っている人へ、カリスマトレーナーが忙しくても成果の出る運動法を教えます。ベストセラー本を増補・文庫化。

社員が病む職場、幸せになる職場

ジェフリー・フェファー
村井章子＝訳

仕事のストレスで不健康でも、給料のために働くしかないのか。スタンフォード大学MBA教授が、健康で幸福な生活を手にするためのヒントを説く。